Dr. med. Helge Riepenhof

SCHLUSS MIT KNIE SCHMERZEN

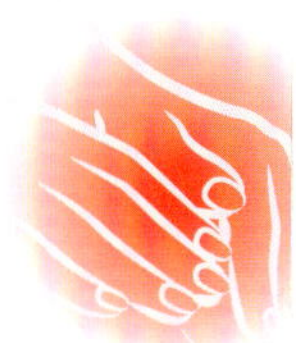

AF642825

Schnelle und effektive Selbsthilfe:
30 Übungen, um die häufigsten
Beschwerden in den Griff zu bekommen

INHALT

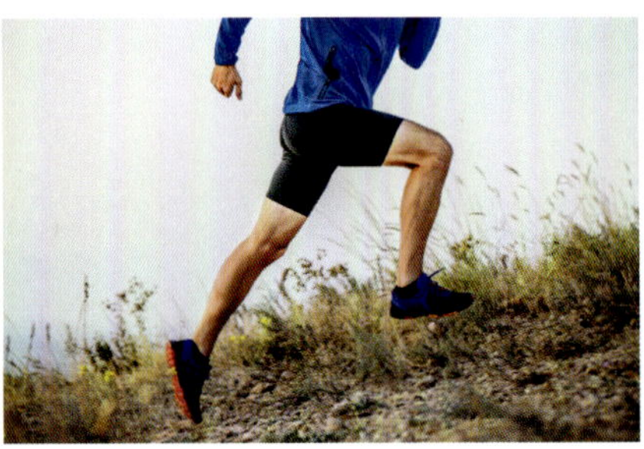

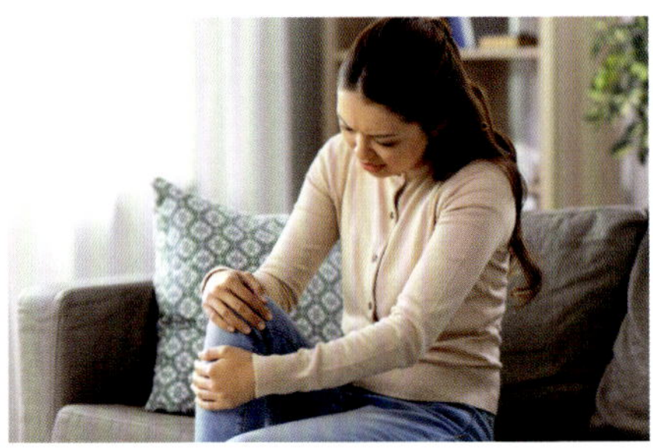

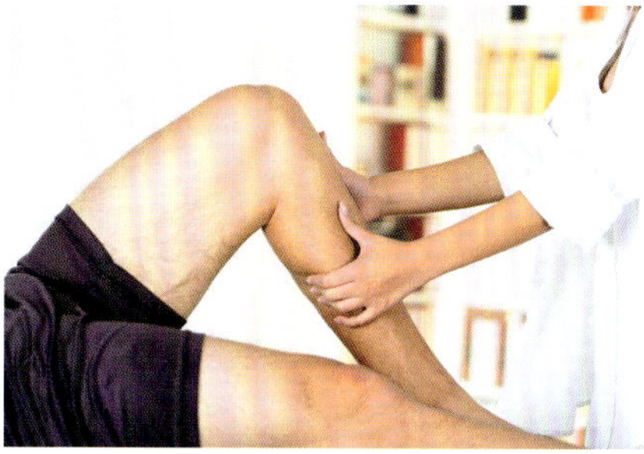

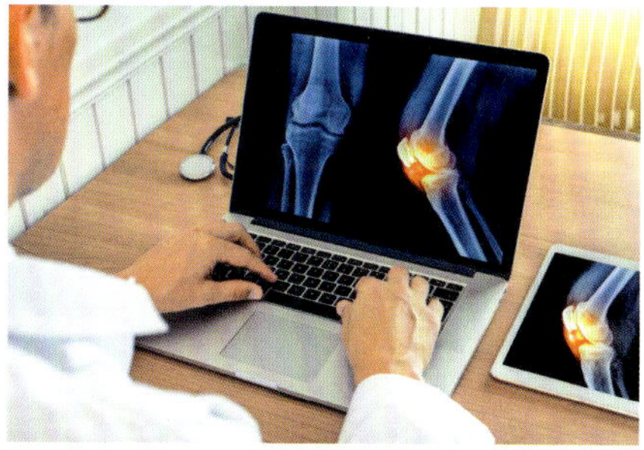

VORWORT

Willkommen in meinem Buch über das Kniegelenk. Ich schreibe aus zwei Perspektiven: zum einen aus der Welt eines Krankenhausarztes, zum anderen aus der des Profisports. Unabhängig davon, ob ich Patientinnen und Patienten in der Klinik sehe, auf dem Hausboot der NDR-Bewegungsdocs oder Profisportler und -sportlerinnen im Trainingslager, bei Wettkämpfen und in der Reha – das Knie ist häufig ein Thema. Ob jung oder alt, Beschwerden mit dem Kniegelenk beeinflussen das Leben vieler Menschen. Dieses Gelenk ist eine der komplexesten und am häufigsten belasteten Strukturen des menschlichen Körpers. Seine Gesundheit spielt eine entscheidende Rolle in unserem Alltag.

ENORME VIELFALT UND HÄUFIGKEIT

In vielen Jahren Klinikalltag und medizinischer Praxis erlebe ich es immer wieder, dass Kniegelenkbeschwerden nicht nur Athleten betreffen, sondern Menschen jeden Alters und Berufs. Von leichten Schmerzen und Steifheit bis hin zu schweren Verletzungen und chronischen Erkrankungen – die Vielfalt und die Häufigkeit der Probleme mit den Kniegelenken sind enorm. Obwohl diese Beschwerden oft als alltägliche Einschränkungen betrachtet werden, können sie einen erheblichen Einfluss auf die Lebensqualität und die sportliche Leistungsfähigkeit haben.

THEORETISCHES WISSEN, PRAKTISCHE RATSCHLÄGE

Ich habe mich entschlossen, dieses Buch zu schreiben, um Ihnen, liebe Leserinnen und Leser, einen umfassenden Einblick in die Welt des Kniegelenks und der Kniegelenkbeschwerden zu geben und Ihnen sowohl medizinische Kenntnisse als auch praktische Ratschläge zu bieten. Ich möchte Ihnen helfen, die Ursachen, Symptome und Behandlungsmöglichkeiten von Knieproblemen besser zu verstehen, und Sie dabei unterstützen, wieder beweglich, schmerzfrei und leistungsfähig zu werden.

FÜR LAIEN UND FACHLEUTE GEDACHT

Dieses Buch basiert auf wissenschaftlichen Grundlagen und auf Erfahrungen meiner ärztlichen Tätigkeit in der Klinik und in der Sportmedizin sowie auf der engen Zusammenarbeit mit Patienten, Athleten und Kollegen. Es enthält fallbasierte Beispiele, wissenschaftlich fundierte Informationen und bewährte Behandlungsansätze mit detaillierten mehrwöchigen Trainingsprogrammen. Es ist für medizinische Laien ebenso wie für Fachleute gedacht, die ihr Wissen über Kniegelenkbeschwerden erweitern möchten oder nach ein paar Impulsen und Ideen zur Behandlung der einzelnen Krankheitsbilder suchen.

DIAGNOSEFINDER UND SELBSTTESTS

Insbesondere auf YouTube, TikTok oder Instagram gibt es unendlich viele Angebote. Zum Teil finden Sie online tolle Ideen, wie man Kniebeschwerden in den Griff bekommen kann. Allerdings gibt es dort sehr häufig auch unangemessene Heilversprechen. Das halte ich weder für seriös noch für realistisch. Deshalb werde ich in diesem Buch keine solchen Versprechen geben. Meine Hoffnung ist vielmehr, dass Sie auf den folgenden Seiten insbesondere mithilfe des Diagnosefinders und der Selbsttests mehr Wissen über die Funktionen des Kniegelenks erlangen und die Zusammenhänge zwischen Gelenk, Muskulatur und Bewegung besser verstehen. Einen Besuch bei Ihrem Hausarzt oder Ihrer Hausärztin und intensiven Austausch in orthopädischen und physiotherapeutischen Praxen kann und soll dieses Buch nicht ersetzen.

Ich hoffe, dass ich Ihnen dabei helfen kann, die Herausforderungen zu meistern, die mit Kniegelenkbeschwerden verbunden sind. Lassen Sie uns gemeinsam auf eine Reise gehen, um die Komplexität des Kniegelenks zu verstehen und Wege zu finden, Ihre Gesundheit und Ihre Lebensqualität zu verbessern!

Ihr Helge Riepenhof

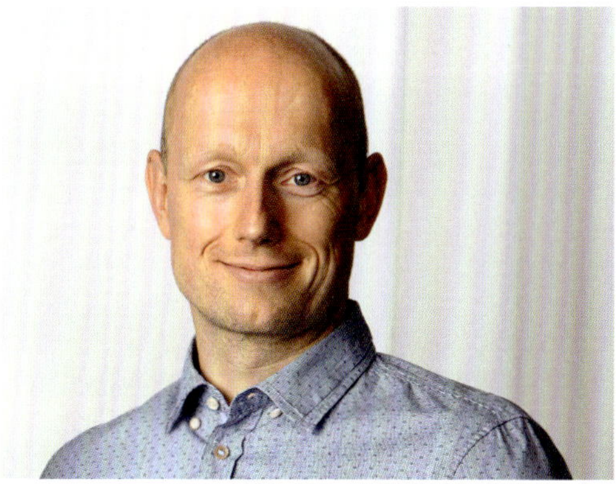

WISSENSWERTES ÜBER DIE KNIEGELENKE

Warum sind es mehrere Gelenke? Wie sind die Gelenke aufgebaut? Was kann das vielseitige Gelenk überhaupt? Wie können Sie ihm eine Freude machen? Und wie verhält es sich beim Älterwerden? Im ersten Teil meines Buches geht es um das Knie im Allgemeinen und um Ihre Kniegelenke im Besonderen. Finden Sie mithilfe von Tests, Checklisten und meinem Diagnosefinder heraus, wo Sie stehen.

WUNDERWERK KNIEGELENK

Wir belasten unsere Kniegelenke mehr als alle anderen Gelenke. Sie werden gedreht, gedrückt und geschoben und sind dabei gewaltigen Kräften ausgesetzt.

Es ist ein hochsensibles Wunderwerk. Läuft alles rund, bemerken wir von unseren Kniegelenken so gut wie gar nichts. Doch sobald sie aus der Balance geraten, wird die Not groß. Schlimmstenfalls geht sprichwörtlich nichts mehr. Wir können manchmal nicht mal mehr mit Mühe laufen und kaum noch stehen. Das größte und komplexeste Gelenk des menschlichen Körpers ist ungemein vielseitig und macht eine ganze Reihe von erstaunlichen Bewegungen möglich. Kein anderes Gelenk wird jeden Tag so stark belastet wie das Knie. Es ist so gut wie rund um die Uhr im Einsatz. Denn auch nachts bleibt es nicht ruhig, sondern wechselt zwischen Streckung und Beugung, wenn wir die Lage verändern, uns also vom Rücken über die Seite auf den Bauch drehen und zurück.

Zwei Tonnen aushalten

Tagsüber müssen die Kniegelenke viel tragen und dabei gewaltigem Druck standhalten. Bei jedem Schritt wirken Drehkräfte. Das Gelenk wird geschoben und gedrückt und hat dafür auch seitlich etwas Spielraum. Sobald wir morgens das Bett verlassen haben, lastet unser Gewicht auf den Knien. Ob beim Treppensteigen, beim Sport oder beim In-die-Knie-Gehen – häufig muss es sogar das Sieben- bis Achtfache unseres gesamten Körpergewichts tragen. Beim Springen oder Stolpern „krachen" bis zu zwei Tonnen darauf. Im Durchschnitt bewegen wir die Kniegelenke Schätzungen zufolge zweimal pro Minute, eine Million Mal im Jahr und 60 bis 70 Millionen Mal im Leben.

Flexibel und stabil halten

Das hört sich jetzt sehr viel und sehr anstrengend an (was es natürlich auch ist). Sie müssen aber trotzdem kein Mitleid mit dem vielseitigen Gelenk haben. Denn alles, was es tut, macht es gerne. Richtig gerne sogar! Bewegung ist sein Lebenselixier. Ohne Aktivitäten würde es all seine tollen Fähigkeiten verlieren. Und das passiert leider sehr leicht. Denn das Knie hat Schwächen.

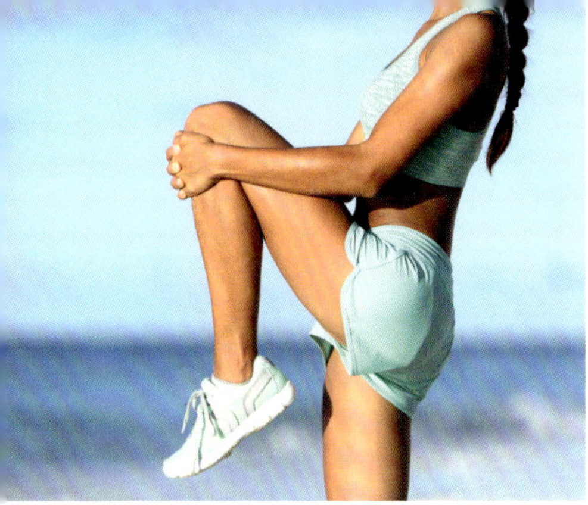

Es muss ständig Kompromisse machen, um gleichzeitig flexibel und stabil zu bleiben. Für unerwartete Bewegungen hat es Spielräume. Knorpel, Sehnen und Knochen schützen dabei, indem sie das Gelenk stützen. Doch das System ist anfällig. Es wurde für eine Spezies gemacht, die meist in Bewegung war. Als Jäger und Sammler hatten unsere Vorfahren wenig Gelegenheit zum Nichtstun. Ihre Knorpel wurden durch ständige Aktivitäten gut mit Nährstoffen versorgt. Sie bildeten sich nicht vorzeitig zurück und waren durch viel Laufen von kräftigen Muskeln umgeben. Das ist heute anders.

20 Millionen Betroffene

Längst sind es nicht mehr nur Leistungssportler, die über „kaputte Knie" klagen, weil sie überlastet oder verletzt wurden. Etwa 20 Millionen Menschen in Deutschland leiden unter Knieschmerzen. Jeder vierte Bundesbürger erhält im Laufe seines Lebens die Diagnose Kniearthrose. Ab dem 60. Lebensjahr haben mehr als die Hälfte der Frauen und ein Drittel der Männer Arthrose. Die Gelenke schmerzen, drücken oder stechen. Schnell ist dann der naheliegende Gedanke da: Ich sollte mein Knie wohl besser schonen. Leider hilft das in den wenigsten Fällen. Meistens ist sogar das Gegenteil der Fall.

Effektiv selbst behandeln

Ob nach einem Unfall, einer Verletzung oder altersbedingt – in diesem Buch geht es darum, „eingerostete Kniegelenke" wieder fit zu kriegen. Das ist in den meisten Fällen möglich – selbst wenn Ihnen gesagt wurde, dass Sie bereits eine Arthrose haben, also der Knorpel zwischen den Knochen schon dünner geworden ist, oder der Meniskus einen Riss hat. Eine Operation, die leider häufig zu schnell empfohlen wird, ist nicht immer die beste Lösung und hilft auch nicht in jedem Fall. Der Schlüssel zum Erfolg liegt häufig eher in regelmäßiger moderater Bewegung, die jeder durchführen kann. Eignen Sie sich Wissen über das besondere Gelenk, seine Funktionen und seine Leistungsfähigkeit an. Lernen Sie etwas über krankhafte Veränderungen und über Zusammenhänge. Ich werde Ihnen in diesem Buch Übungen zeigen, die spezifisch zu Ihrem Bedarf passen. Damit können Sie trainieren und dabei Ihre Kniegelenke effektiv selbst behandeln.

WAS SIE ÜBER IHR KNIE WISSEN MÜSSEN

Wie sind unsere Knie aufgebaut? Was hält sie zusammen? Und warum schlackern sie nicht? Lesen Sie hier in einer kleinen Kniekunde, was das größte aller Gelenke so besonders macht und wie es funktioniert.

Unser Kniegelenk muss Stabilität und Mobilität beim Gehen, Laufen, Springen und anderen Bewegungen gewährleisten. Als größtes Gelenk des menschlichen Körpers verbindet es den Oberschenkelknochen (Femur) mit dem Schienbein (Tibia). Es besteht aus drei knöchernen Hauptkomponenten: dem Oberschenkelknochen, dem Schienbein und der Kniescheibe (Patella).

Zwischen dem Oberschenkelknochen und dem Schienbein befinden sich zwei halbmondförmige Stücke eines Weichteilgewebes, bestehend aus Kollagen, die Menisken genannt werden. Sie dienen als Stoßdämpfer und helfen, die Kräfte zu verteilen, die auf das Kniegelenk wirken. Die Kniescheibe ist ein flacher, dreieckiger Knochen, der vorne auf dem Kniegelenk sitzt. Sie hilft bei der Kraftübertragung zwischen dem Oberschenkelknochen und dem Schienbein, stabilisiert das Gelenk und schützt es vor Verletzungen.

Mehr als ein Scharniergelenk

Um die Knochen im Kniegelenk zu stabilisieren und Bewegungen zu ermöglichen, sind mehrere Bänder und Muskeln um das Gelenk herum angeordnet. Die Bänder bestehen aus straffem Bindegewebe und halten die Knochen in Ruhe und bei Bewegungen in der richtigen Position zueinander. Die Muskeln, die das Kniegelenk bewegen, befinden sich mit ihren Muskelbäuchen in der Oberschenkel- und Wadenregion.

Ein weiterer wichtiger Teil des Kniegelenks ist die „Gelenkschmiere" oder Synovialflüssigkeit, die das Gelenk geschmeidig hält und Nährstoffe an den Gelenkknorpel liefert. Viele Menschen stellen sich Kniegelenke vor wie ein Scharnier, also wie ein Gelenk, das sich auf- und zuklappen lässt. Doch es kann noch viel mehr. Zusammen ermöglichen seine Strukturen eine breite Palette von Bewegungen: beugen, strecken und ein Stück nach außen und nach innen drehen.

Nützliches Rollen

Darüber hinaus kann ein Knie auch „rollen“, was bedeutet, dass es bei der Beugung zunächst anfängt, nach hinten zu rollen. Dieses sogenannte initiale Rollen ist bis zu einer Beugung von 30 Grad möglich und hat viele Vorteile, wenn wir gehen, laufen oder rennen.

Das Rollen verhindert unter anderem, dass die Oberflächen zu stark abnutzen, weil sich Reibungswärme und Scherkräfte entwickeln. Bei „rollenden“ Gelenken wirken die Kräfte senkrecht zur Oberfläche, sodass Scherkräfte minimiert und Belastungen auf ein relativ großes Gebiet der Gelenkflächen verteilt werden. Mit der Fähigkeit, bandgeführt zu rollen, verhindert ein Gelenk, dass es unwillkürlich schlackert und instabil wird.

Vier Drehachsen

Biomechanisch gesehen verfügt das Kniegelenk über vier Drehachsen, die dafür sorgen, dass es selbst bei Schäden in bestimmten Bereichen entlastet werden kann beziehungsweise sich trainieren lässt, um schmerzfreies Gehen zu ermöglichen. Die komplexe Struktur des Kniegelenks macht auch Drehbewegungen möglich. Wenn wir zum Beispiel im Sitzen einen Fuß nach außen drehen, dreht der Unterschenkel sich ebenfalls nach außen. Die Drehung findet im Kniegelenk statt.

Mehrere Strukturen arbeiten zusammen

Um die komplexen Bewegungen des Kniegelenks zu ermöglichen, müssen mehrere „Strukturen“ im Kniegelenk zusammenarbeiten.

Dazu gehören zunächst einmal die Menisken: Der mediale (innere) und laterale (äußere) Meniskus sind halbmondförmige Gewebestücke, die zwischen dem Oberschenkelknochen und dem Schienbein sitzen. Sie dienen dazu, die Belastung auf das Kniegelenk zu verteilen, Stöße abzufedern und die Stabilität zu erhöhen. Daher werden sie oft als Stoßdämpfer des Kniegelenks bezeichnet. Der Meniskus ist ein Puffer, der nicht durchblutet ist und nur an der Basis ein paar Gefäße besitzt. Deshalb heilt er nach Verletzungen oft schlecht.

Zusätzlich ist das Kniegelenk mit verschiedenen Bändern ausgestattet, die es halten. Sie sind ebenfalls ein unentbehrlicher Teil des Knies. Die Seitenbänder verlaufen innen und außen. Das mediale und laterale Kollateralband stabilisieren das Knie seitlich und verhindern, dass der Unterschenkel zur Seite abweicht. Dabei sind beide Bänder in viele verschiedene Schichten aufgeteilt. Das Innenband ist mit dem Innenmeniskus verwachsen. Es ist sehr stabil und hat eine direkte Beziehung zu den Gelenkflächen. Das Außenband ist etwas

Die Anatomie des Knies

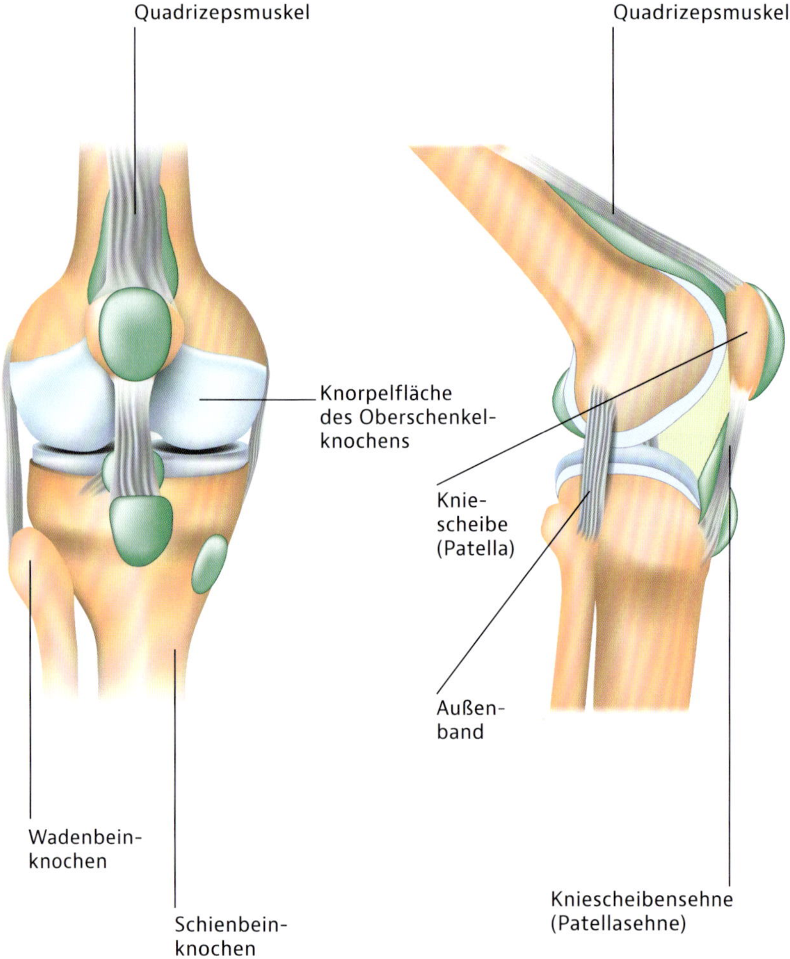

Die grünen Bereiche zeigen die Schleimbeutel (lat. Sg. „bursa" / Pl. „bursae"), die Muskeln, Sehnen und Bänder bei Bewegungen des Knies schützen.

weiter von den Gelenkflächen distanziert, was dem Gelenk in diesem Bereich etwas mehr Spiel gibt. Beide Bänder werden lockerer, wenn sich das Bein beugt, und fester, wenn es sich wieder streckt. Ist das Knie durchgestreckt, sollten die Bänder voll gespannt und stabil sein. Das merkt man daran, dass das Kniegelenk in der Streckung deutlich weniger gedreht werden kann als in der Beugung.

Das vordere und das hintere **Kreuzband** überkreuzen sich im Inneren des Kniegelenks und sorgen für Stabilität bei Drehbewegungen. Der Riss des vorderen Kreuzbandes ist eine sehr häufige Sportverletzung, gerade im Fußball, Handball und Basketball. Aber auch bei Skifahrern tritt die Verletzung oft auf. Ein einfacher Riss kann sehr schmerzhaft sein, die Betroffenen können aber in einigen Fällen weiterlaufen und glauben deshalb gelegentlich, dass die Verletzung nicht so schlimm sei. Daher stellt sich manchmal erst später heraus, dass das Kniegelenk seit dem Unfall instabil geworden ist und dann fast immer auch operiert werden muss.

Die Gelenkflächen des Oberschenkelknochens, des Schienbeins und der Kniescheibe sind von glattem **Knorpelgewebe** bedeckt. Damit verbindet der Knorpel die Knochenstücke und macht reibungsarme Bewegung möglich.

Schleimbeutel (medizinisch „Bursae") sind mit Flüssigkeit gefüllte Kissen, die zwischen Knochen, Sehnen und Muskeln liegen. Sie reduzieren die Reibung und den Druck auf die umliegenden Strukturen. In einem Kniegelenk findet man mehrere Schleimbeutel.

Das gesamte Kniegelenk ist außerdem von **Gefäßen und Nerven** durchzogen. Die besonders großen Nerven liegen im hinteren Teil des Knies. Dadurch sind sie gut vor Schäden geschützt – zum Beispiel bei einem direkten Aufprall des Kniegelenks, wie es bei einem Sturz passieren kann. Die Nerven, die sich durch die Beine ziehen, leiten Impulse vom Gehirn bis in die Fußspitzen und auch zurück. So sorgen sie auch dafür, dass die Muskeln angesteuert werden. Sind sie gestört, kann es zu Schmerzen, Taubheitsgefühlen oder Lähmungserscheinungen kommen. Die Nerven des Kniegelenks gehören zum sogenannten peripheren Nervensystem. Dabei sind immer mehrere Axone (Teile einer Nervenzelle) zu Nervenfasern gebündelt und von Hüllen aus Bindegewebe umschlossen. Nach Knieoperationen sind Nervenverletzungen nie ganz auszuschließen. Meistens hören die Schmerzen ein paar Wochen nach der Operation wieder auf; manchmal kommt es aber auch zu lang anhaltenden Beschwerden. Dann muss sehr genau diagnostiziert und therapiert werden. Die Gefäße fördern das sauerstoffreiche Blut zur Versorgung des Beines bis in die Zehen und führen das venöse, sauerstoffarme Blut der Füße und des gesamten Beins zurück zum Herzen.

Zum Kniegelenk gehört auch der sogenannte Hoffasche Fettkörper, ein pyramidenförmiges Polster unterhalb der Patellasehne, das sehr gut durchblutet ist und viele Nervenzellen besitzt. Er dient als „Verschiebeschicht", wenn das Knie bewegt wird. Beim Beugen wölbt er sich seitlich hervor. Die vielen Nervenzellen machen den Hoffaschen Fettkörper besonders schmerzempfindlich. Wird er beispielsweise eingeklemmt, verletzt oder entzündet er sich, spüren die Betroffenen das im ganzen Kniegelenk. Es tut weh und fühlt sich warm und geschwollen an.

Jeweils drei Knochen gehören ebenfalls zu den Kniegelenken: der Unterschenkelknochen (Tibia), der Oberschenkelknochen (Femur) und die Kniescheibe (Patella). Die Knochen in den Ober- und Unterschenkeln sind sehr stark. Die Kniescheibe ist bei der Geburt noch nicht vorhanden und entwickelt sich erst im Kindesalter.

Das Kniegelenk selbst besteht aus zwei Gelenken: Das erste liegt zwischen dem Ober- und dem Unterschenkel, das zweite befindet sich zwischen Kniescheibe und Oberschenkelknochen.

Sie ist der Retter des Kniegelenks: Die Muskulatur hat ziemlich geniale Funktionen. Sie kann das Kniegelenk zum Teil stabilisieren und dafür sorgen, dass sich das Gelenk in gesunden Bereichen bewegt. Viele Knieprobleme entstehen, obwohl Knorpel und Menisken eigentlich in Ordnung sind, aber die Muskulatur nicht stark genug ist.

Die wichtigsten Muskeln

Wichtige Muskeln arbeiten zusammen, um das Kniegelenk zu stabilisieren, Bewegungen zu ermöglichen und Kräfte zu übertragen. Damit das Gelenk gesund bleibt und funktioniert, müssen die Muskeln ausgewogen gestärkt und koordiniert werden. Zu den wichtigsten Muskeln, die das Kniegelenk umgeben und steuern, gehören folgende:

Die Quadrizepsmuskeln sind eine Gruppe von vier Muskeln auf der Vorderseite des Oberschenkels. Sie umfassen den Rectus femoris, Vastus lateralis, Vastus medialis und Vastus intermedius. Diese Muskeln sind für die Streckung des Kniegelenks verantwortlich und spielen beim Gehen, Laufen und Springen eine entscheidende Rolle.

Die Hamstrings bestehen aus drei Muskeln an der Rückseite des Ober-

Die Muskulatur des Kniegelenks

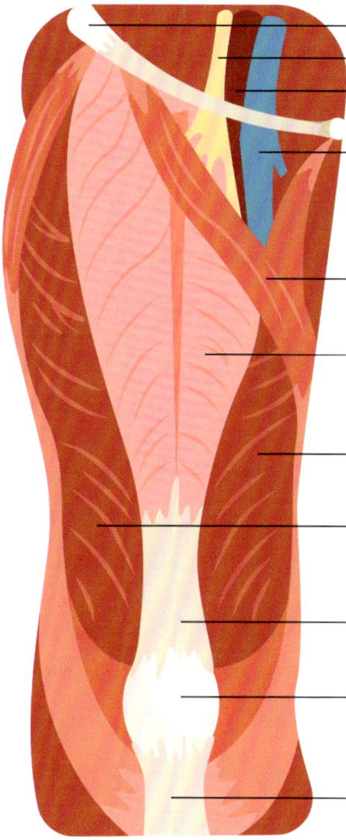

schenkels: dem Bizeps femoris, Semitendinosus und Semimembranosus. Diese Muskeln sind für die Beugung des Kniegelenks verantwortlich und wirken auch bei der Streckung der Hüfte mit. Sie unterstützen die Stabilität des Kniegelenks und sind wichtig für Bewegungen wie das Gehen, Laufen und Hocken.

Die Muskeln Gastrocnemius und Soleus bilden die großen Wadenmuskeln und haben ihre Ansätze unterhalb des Kniegelenks. Sie sind für die Streckung des Sprunggelenks (Plantarflexion) verantwortlich und tragen zur Funktion des Kniegelenks bei, was besonders beim Laufen und Springen wichtig ist.

Der Popliteus ist ein kleiner Muskel an der Rückseite des Kniegelenks. Er ist wichtig bei der Drehung des Unterschenkels und der Entsperrung des Kniegelenks, insbesondere während der Beugung.

Der Muskel Tibialis anterior befindet sich an der Vorderseite des Unterschenkels und ist dafür verantwortlich, dass das Sprunggelenk angehoben werden kann (Dorsalflexion). Er unterstützt die Stabilität des Kniegelenks beim Gehen, Laufen und Treppensteigen.

Regelmäßig in Bewegung bleiben

Wenn das Knie sich bewegt, arbeiten all diese Komponenten zusammen. Muskeln, Sehnen und Bänder ziehen das Gelenk an, um die Beugung und Streckung zu ermöglichen. Die Menisken verteilen die Belastung gleichmäßig auf den Knorpelflächen und reduzieren so den Verschleiß. Die Bänder sorgen für Stabilität, während die Schleimbeutel die Reibung verringern. Es ist wichtig, das Kniegelenk gesund zu halten, um Verletzungen zu vermeiden. Bewegen Sie sich regelmäßig. Stärken Sie die umgebende Muskulatur und, soweit man so etwas empfehlen kann, meiden Sie Unfälle, die übermäßigen punktuellen Druck auf die Gelenkflächen bringen, um die vielen Funktionen zu erhalten und Knieprobleme zu vermeiden.

Faszientraining gegen Verspannungen

Faszientraining ist in den letzten Jahren zum großen Hype geworden. Immer mehr schmerzgeplagte Menschen nutzen sogenannte Faszienrollen und machen Übungen damit, um Beschwerden zu lindern. Sehen wir uns das einmal genauer an. Als Teil des Bindegewebes umhüllen Faszien alle Muskeln und Organe und halten sie in Form. Die Faszien bilden ein eigenes Organsystem und können Informationen über Schmerzen durch ein umfangreiches Nervengeflecht vom Körper ans Gehirn schicken. Durch falsche Belastung, angeborene Fehlstellungen und Bewegungsmangel können Faszien und die Muskeln, die sie umgeben, sich verdrehen, verkleben oder verhärten. Die Folgen sind Verspannungen der Muskeln an Nacken, Schultern, Rücken und Beinen – manchmal auch weit entfernt von der eigentlichen Ursache. Denn durch sogenannte Schmerzketten macht sich zum Beispiel ein Hüftproblem am Rücken bemerkbar. Gezieltes Training kann in solchen Fällen Verspannungen lösen, das Bindegewebe weich und elastisch halten und Schmerzen lindern.

Stabilisierende Funktion

Bei der Stabilisierung und Funktion des Kniegelenks spielen die Faszien ebenfalls eine wichtige Rolle: Sie unterstützen die Muskeln und Sehnen, die das

Gelenk umgeben. Außerdem helfen sie, Kräfte zu verteilen, Bewegungen zu kontrollieren und das Kniegelenk zu schützen. Eine gesunde und ausreichend flexible Faszienstruktur ist wichtig für eine optimale Funktion des Knies. Die Bindegewebsstrukturen sind aber leider oft auch sehr schmerzempfindlich, da sie Nervenfasern enthalten und trotz ihrer festen Struktur verspannen können.

Verhärtungen lösen Schmerzen aus

Faszien sorgen für die richtige Lage der Organe im Körper. Sie schützen die Muskeln vor Verletzungen und unterstützen den Körper bei der Fortbewegung. Als Gleitschienen machen sie es möglich, dass sich Muskelstränge und Organe bei Bedarf gegeneinander verschieben. Die Hüllschichten enthalten Lymphflüssigkeit und dienen Nervensträngen und Blutgefäßen als Leitstruktur. Sind die Faszien gesund, liegen sie in geordneter, entspannter Struktur, halten unseren Körper innerlich zusammen und übertragen auch die Kraft der Muskeln. Umgekehrt gelangen Informationen über Bewegungen ebenfalls über die Faszien zum Gehirn. Sind die Bindegewebsstrukturen verhärtet, verursachen sie Schmerzen.

Verschiedene Gewebearten

Am Kniegelenk spielen mehrere Arten von Geweben eine wichtige Rolle bei der Stabilisierung und Funktion:

- Die Patellasehne ist eine dicke und sehr stabile Bindegewebsstruktur, die sich vom unteren Ende der Kniescheibe bis zum Schienbein erstreckt. Sie verbindet die Kniescheibe mit dem Schienbein und ermöglicht die Übertragung der Kräfte, die beim Beugen und Strecken des Knies auftreten.
- Der Tractus iliotibialis ist eine lange Gewebestruktur, die sich von der Hüfte über das Knie bis zum Schienbein erstreckt. Er dient der Stabilisierung des Knies, insbesondere beim Gehen und Laufen, und kann bei Überbeanspruchung zu Beschwerden wie dem Iliotibialband-Syndrom führen.
- Die Retinakula sind dünne Bindegewebsstrukturen, die sich um das Kniegelenk herum erstrecken, und die Sehnen der Oberschenkelmuskulatur stabilisieren. Dazu gehören das mediale Retinakulum (innere Seite des Knies) und das laterale Retinakulum (äußere Seite des Knies). Sie erstrecken sich von den Oberschenkelmuskeln entlang der Kniescheibe bis zum Unterschenkel.

Vielseitige Aufgaben

Bei allem, was die Kniegelenke tun, ist ihre Stabilität von großer Bedeutung. Die Muskeln, Sehnen, Bänder und Faszien um das Kniegelenk herum arbeiten zusammen, um das Gelenk zu unterstützen, Kräfte zu verteilen, Bewegungen zu ermöglichen und Verletzungen vorzubeugen. Eine gute Muskelkraft, Flexibilität und Koordination sind wichtig, um die Funktion des Kniegelenks in verschiedenen Situationen zu erhalten. Das Kniegelenk ist ein komplexes Gelenk, das eine Vielzahl von Bewegungen ermöglicht. Hier stelle ich Ihnen einige vor:

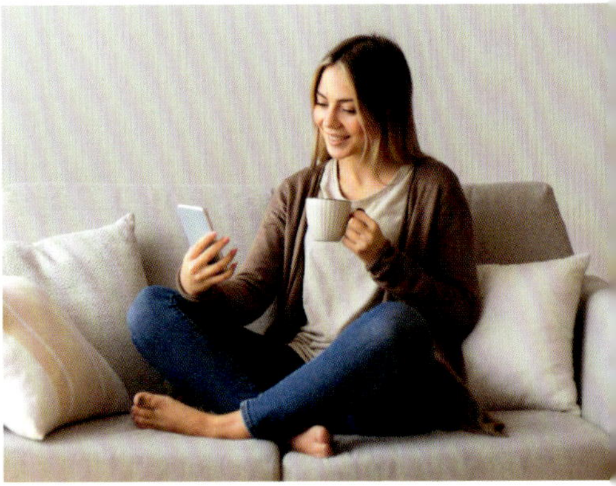

Laufen

Beim Laufen übernimmt das Kniegelenk eine dynamische Rolle. Es ermöglicht das Beugen (Flexion) und Strecken (Extension) des Beins, während wir einen Schritt machen. Beim Laufen wirkt es als Stoßdämpfer, um die Aufprallkräfte abzufedern. Gleichzeitig trägt es zur Vorwärtsbewegung bei. Die Muskeln um das Kniegelenk herum, insbesondere der Quadrizeps und die Hamstrings, spielen eine entscheidende Rolle, wenn es darum geht, die fürs Laufen erforderliche Kraft zu erzeugen und das Knie stabil zu halten.

Sitzen

Beim Sitzen sieht es nur auf den ersten Blick so aus, als ob das Knie nichts tut. Es ist aber trotzdem sehr aktiv. Wenn wir sitzen, ist es in der Regel gebeugt. So können wir das Bein bequem halten, ohne es mit großem Druck zu belasten. In sitzender Position unterstützen die Muskeln um das Kniegelenk herum die Stabilität und helfen dabei, das Gleichgewicht zu halten. Im Schneidersitz oder mit gekreuzten Beinen ist das Kniegelenk stark gebeugt und die Oberschenkelmuskeln sind aktiv, um die Position aufrecht zu halten. Das Gelenk muss auch gewährleisten, dass die Seiten stabil bleiben und die Belastungen gleichmäßig verteilt bleiben, um den Druck auf die Menisken zu minimieren.

Hocken

Auch in der Hocke ist das Kniegelenk gefordert. Je näher das Gesäß an die Fersen herankommt, desto stärker wird es gebeugt. Das Gelenk unterstützt den Körper, indem es die einwirkenden Kräfte verteilt. Die Muskeln um das Kniegelenk herum, einschließlich der Quadrizepsmuskulatur und der Hamstrings, sind aktiv, um Stabilität zu gewährleisten und die Position zu halten.

Muskelketten

Von einer Muskelkette spricht man, wenn mehrere Muskeln über die Gelenke hinweg verbunden sind und zusammenarbeiten. Hier sind einige Muskelketten im Bein und ihre Bedeutung für das Kniegelenk:

- Die vordere Muskelkette im Bein umfasst den Quadrizeps, die Hüftbeuger und die Schienbeinmuskulatur. Diese Muskeln sind für die Extension des Kniegelenks verantwortlich und helfen bei Aktivitäten wie Gehen, Laufen, Treppensteigen und Springen. Um das Kniegelenk zu stabilisieren und die Beweglichkeit des Beins zu unterstützen, müssen sie ausgewogen gestärkt und gleichzeitig flexibel gehalten werden.

- Die hintere Muskelkette im Bein besteht aus den Hamstrings, den Wadenmuskeln (Gastrocnemius und Soleus) und den Gesäßmuskeln (Glutealmuskeln). Diese Muskeln sind für die Beugung des Kniegelenks und des Fußes ebenso wie für die Streckung der Hüfte verantwortlich. Sie tragen zur Stabilisierung des Kniegelenks bei und sind wichtig für Bewegungen wie Hocken, Springen oder Beschleunigung beim Gehen und Laufen.

- Die mediale und die laterale Muskelkette sind längere Muskelketten, die sich entlang der Innenseite (medial) beziehungsweise Außenseite (lateral) des Beins erstrecken. Sie umfassen unter anderem Muskeln wie den sogenannten Schenkelbindenspanner (Tensor fasciae latae), den Schienbeinmuskel (Tibialis anterior) und den Wadenmuskel (Peroneus longus und brevis). Ihre Aufgabe besteht darin, das Gleichgewicht und die Kniegelenke zur Seite hin stabil zu halten. Das gilt insbesondere bei seitlichen Bewegungen und auf unebenem Untergrund.

Durch das Zusammenspiel der Muskelketten im Bein werden Bewegungen erzeugt und das Kniegelenk stabilisiert. Ein Ungleichgewicht oder eine Schwäche in einer bestimmten Muskelkette kann zu einer Überbelastung oder Instabilität des Kniegelenks führen und das Risiko von Verletzungen erhöhen. Es ist daher wichtig, alle Muskelketten im Bein zu berücksichtigen und ein umfassendes Training durchzuführen, um die Stärke, die Stabilität, Flexibilität und Koordination der Muskeln rund um das Kniegelenk zu verbessern und damit Verletzungen vorzubeugen.

WELCHER KNIETYP BIN ICH?

Ob Sie Beschwerden mit Ihren Kniegelenken bekommen oder nicht, hängt vor allem von der Beinachse ab und von der Frage, wie flexibel beziehungsweise stabil die Gelenke sind. Manche sind überbeweglich, andere durch Fehlstellungen vorgeschädigt – finden Sie heraus, zu welchem Knieproblem-Typ Sie gehören.

Jedes Kniegelenk ist anders. Die Beinstellung kann ebenso eine Rolle spielen wie die Flexibilität. Ob das Gelenk lang oder kurz, breit oder schmal, beweglich oder vergleichsweise fest ist – wenn es um den Bewegungsapparat im Bezug auf die Gelenke geht, fallen häufig Begriffe wie Hypermobilität, Instabilität oder O- und X-Beine. Auch das Geschlecht spielt eine Rolle.

Hypermobilität

Ein Gelenk wird als hypermobil bezeichnet, wenn es flexibler ist, als es sein sollte, sich also über den normalen Bewegungsumfang hinausbewegen kann. Bei Kleinkindern sind die Gelenke noch sehr elastisch, mit dem Alter nimmt das ab. Sehr viele Menschen haben überbewegliche Gelenke. Bei Sportarten wie Gymnastik, Turnen oder Ballett kann das sehr nützlich sein. Während manche damit ohne Beschwerden durchkommen, haben andere mit Schmerzen und Beschwerden zu kämpfen, sind anfälliger für Verletzungen und Muskelverspannungen.

Check: Wenn Sie in der Lage sind, Ihr Knie ohne besonderes Training so weit zu überstrecken, dass beim liegenden und maximal durchgestreckten Knie eine Handbreit Platz bleibt zwischen Ferse und Unterlage, dann haben Sie wahrscheinlich überbewegliche Knie.

Instabilität

Instabilität hingegen beschreibt einen Zustand, bei dem ein Gelenk anfällig für Bewegung oder Verschiebung ist, die über das normale Maß hinausgeht. Sie entsteht häufig nach Verletzungen oder durch zu schwache Muskeln. Im Gegensatz zur Hypermobilität, bei der die erhöhte Beweglichkeit in erster Linie am Gelenk selbst liegt, sind bei instabilen Gelenken meist geschwächte oder geschädigte Bandstrukturen schuld. Ist das Gelenksystem nicht stabil genug, um eine normale und stabile Bewegung durchzuführen, kommt es zu wiederholten Verrenkungen, Schmerzen, weiteren Verletzungen und letztlich zu vorzeitigem Gelenkverschleiß. Es ist wichtig zu beachten, dass Hypermobilität und Instabilität unabhängig voneinander auftreten können. Menschen mit hypermobilen Gelenken haben aber ein höheres Risiko für Instabilität. Das ist vor allem der Fall, wenn die umliegenden Muskeln und Bänder das Gelenk nicht ausreichend stabilisieren. In solchen Fällen kann eine gezielte Therapie hilfreich sein, bei der die Muskeln gestärkt werden und die Stabilität verbessert wird.

X- und O-Beine

Beide Fehlstellungen führen zu einseitigen Belastungen, von denen die Betroffenen häufig sehr lange nichts merken. Die Fehlstellungen verlaufen am Anfang meist ohne Symptome. Erst später nutzen sich die Gelenkflächen einseitig ab. O-Beine verlagern das Gewicht auf die Innenseite des Kniegelenks, bei X-Beinen wird die Außenseite überlastet. In manchen Fällen beschleunigt das den Knorpelverschleiß. Eine schmerzhafte Arthrose entwickelt sich zum Beispiel bei O-Beinen zwanzigmal schneller als bei Beinachsen ohne Fehlstellung. Auch Flüssigkeitsansammlungen im Knochen entstehen leichter und können zu starken Knieschmerzen führen. Manche Fälle lassen sich mit Einlagen, Muskeltraining, speziellen Schuhen oder Orthesen behandeln. Reicht das nicht aus, kommen verschiedene Operationsmethoden infrage. Dazu gehören Begradigungen, bei denen eine gerade Achse hergestellt wird.

Das weibliche Kniegelenk

Frauen haben ein breiteres Becken als Männer und dadurch auch einen größeren Winkel zwischen Ober- und Unterschenkel, der die Kraftverteilungen im Bein beschreibt. Das ist ungünstig, denn je größer der Winkel ist, desto anfälliger wird das Kniegelenk, was wiederum das Verletzungsrisiko erhöht. Frauen haben deshalb zum Beispiel ein höheres Risiko, Kreuzbandrisse zu erleiden.

Auch Hormone verändern die Kniegelenkstabilität bei Frauen. Schon während des normalen Monatszyklus gibt es eine Phase, in der Kniegelenke eher stabil sind, und eine Phase, in der die Kniegelenke eher instabil sind. So ist zum Beispiel in der sogenannten Präovulationsphase, also etwa in der Woche vor dem Eisprung, die Gefahr für Verletzungen von Bändern am höchsten. Werden regelmäßig Hormone eingenommen, verändert sich dieses Risiko. Daher bewirken auch die Wechseljahre eine intensive Veränderung der Kniegelenke und das richtige Training bekommt noch mehr Relevanz.

DIAGNOSE LEICHT GEMACHT

Was ist bloß mit meinem Knie los? Es zieht, schwillt an, drückt, tut weh oder fühlt sich einfach nicht mehr so fest an wie früher. Da ist es naheliegend, eine orthopädische Praxis aufzusuchen. Je besser Sie Ihre Probleme dort beschreiben, desto effektiver können Ärztinnen und Ärzte helfen.

Um eines gleich vorwegzunehmen: Dieser Diagnosefinder ersetzt natürlich keinen Arztbesuch, sondern soll Ihnen nur dabei helfen, eine Idee zu bekommen, was für Symptome typisch für welche Verletzungen, Erkrankungen oder Überlastungsschäden sein können. Wie kommen Arzt oder Ärztin zur Diagnose? Dafür sind zwei Dinge unerlässlich: die zielgerichtete Anamnese, also Ihre Krankengeschichte, und eine körperliche Untersuchung.

Gibt es bereits MRT-, Röntgen- oder CT-Bilder, werden diese ebenfalls hinzugezogen. Darauf sollten Sie allerdings nicht alle Hoffnungen setzen, denn ein MRT ist zum Beispiel bei der Beurteilung von Weichteilverletzungen wahnsinnig hilfreich und zeigt sämtliche Probleme an. Doch häufig sieht man auch Dinge, die klinisch gar keine Rolle spielen. Ein typisches Beispiel ist der degenerative Meniskusschaden, der eigentlich keine Schmerzen bereitet. Man sieht ihn im MRT aber trotzdem. So hat sich ein Trend entwickelt, durch den immer mehr Diagnosen allein per MRT gestellt werden. Häufig folgt dann eine Behandlung, nicht selten operativ, die eigentlich gar nicht sein müsste.

Anamnese mit vielen W-Fragen

Bereiten Sie sich im Rahmen der Anamnese auf viele sogenannte W-Fragen vor: Was ist wann wo wie warum passiert? Wie fühlt sich der Schmerz an? Wann tritt er auf? Was verstärkt ihn, was lindert ihn? So kommt man mit der Verdachtsdiagnose schon sehr weit. Je besser Sie Ihre Schmerzen beschreiben können, desto einfacher wird es, die Diagnose zu stellen. Auch wenn Sie Ihre Ärztin oder Ihren Arzt schon lange kennen oder Ihre Beschwerden bereits bei der Anmeldung geschildert haben, kann es nicht schaden, jeden Einzelfall neu zu besprechen. Hier noch ein paar Tipps:

Der Diagnosefinder

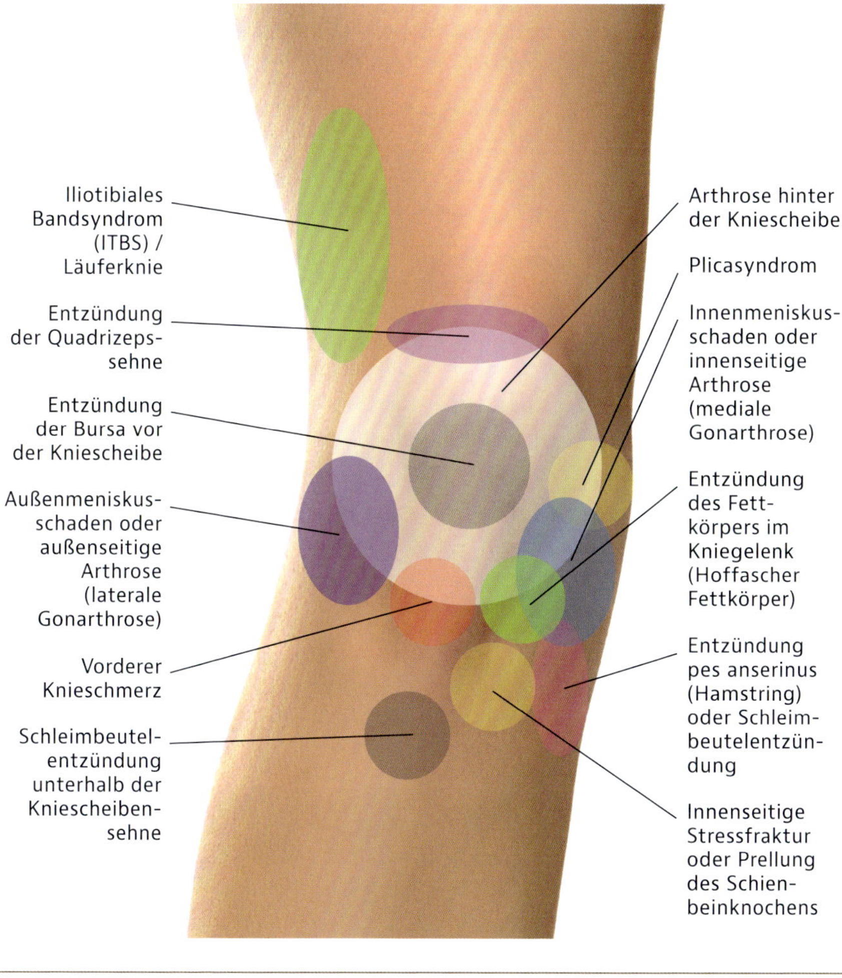

Wo tut's denn weh? Auf diesem Bild können Sie selbst erkennen, was Ihrem Kniegelenk fehlt. Die Linien führen jeweils von den Diagnosen zu den Bereichen, in denen typische Schmerzen auftreten.

- Zeigen Sie Ihrer Ärztin oder Ihrem Arzt möglichst genau, an welcher Stelle es wehtut. Der Diagnosefinder kann dabei helfen.

- Achten Sie auf Zeitangaben. Wann tritt der Schmerz auf, wann geht er wieder? Zur Orientierung: Typisch für Arthrose sind beispielsweise morgendliche Anlaufschmerzen, die im Laufe des Tages besser werden. Treten Beschwerden eher am Abend auf, spricht das für muskuläre Probleme, da die Muskulatur abends erschöpft ist und die Muskeln zunehmend fest werden.

- Schmerzen, die zum Beispiel nur bei Belastung auftreten, können darauf hinweisen, dass etwas im Gelenk eingeklemmt ist oder eine Sehne, die beispielsweise im Bereich des Kniegelenks ansetzt, entzündet oder stark gereizt ist. Manchmal treten solche Überlastungsschäden sogar so „zuverlässig" auf, dass die Betroffenen genau sagen können „Immer nach eineinhalb Kilometer Joggen fängt der Schmerz am äußeren Kniegelenk an".

Bei Belastungs- und Bewegungsschmerzen sollte noch genauer differenziert werden. Treten die Schmerzen bei gleichen Bewegungen immer beim Beugen und Strecken nur für einen ganz kurzen Moment intensiv auf? Dann kann es sich zum Beispiel um eine eingeklemmte Weichteilfalte (Plica) im Gelenk handeln oder auch um einen frei im Gelenk herumschwirrenden Gelenkkörper, der sich gebildet hat, weil ein Stück Knorpel kaputtgegangen ist und nun nicht mehr im Verbund steht.

Auch berichten Patienten immer wieder von Schmerzen, die nur auftreten, wenn sie bestimmte Positionen länger halten, also beispielsweise im Schneidersitz sitzen. Dahinter kann ein größerer Knorpelschaden an der Stelle stecken, die in genau dieser Position belastet wird. Oder ein Muskel ist die Ursache, der in dieser Position gedehnt wird und daher am Ansatz schmerzt.

Manchmal treten Schmerzen aber auch nur in Ruhe auf. Das spricht für Entzündungen im Gelenk, es kann aber auch Rheuma oder ein Bandscheibenvorfall dahinterstecken.

Beschreiben Sie Ihre Schmerzen

In der nächsten Stufe geht es um die Art des Schmerzes. Versuchen Sie, möglichst genau zu beschreiben, wie es wehtut.

Hier ein paar typische Aussagen und was sie bedeuten können:

„Der Schmerz kommt plötzlich, er sticht ein wie ein Messer."

Solche stechenden Schmerzen können Verletzungen des Meniskus auslösen, aber auch Muskelverletzungen in der direkten Umgebung des Kniegelenks.

„Mein Knie tut so dumpf weh."
Dumpfe Schmerzen im Kniegelenk weisen auf ältere Risse der Menisken hin oder sind Überlastungszeichen – zum Beispiel Einlagerungen von Flüssigkeit im Knochen, die durch chronische Überlastungen oder bei Unfällen entstehen.

„Es drückt im Kniegelenk."
Für Druckgefühle gibt es verschiedene Auslöser. Sie entstehen zum Beispiel, wenn das Gelenk viel Flüssigkeit produziert. Dieser Mechanismus dient eigentlich dem Schutz und sollte die Reibung reduzieren, was aber nicht immer funktioniert. Das Ergebnis ist dann ein massiv geschwollenes Kniegelenk mit einem Gelenkerguss.

Übrigens: Man differenziert bei der Schwellung von Kniegelenken zwischen Kniegelenkerguss, also Flüssigkeit im Gelenk, und einem geschwollenen Kniegelenk, das auch durch Flüssigkeit im Gewebe um das eigentliche Gelenk herum entstehen kann.

„Mein Knie fühlt sich taub an."
Meist sprechen Patientinnen und Patienten zunächst von Schmerzen, korrigieren sich aber bei genauerem Nachfragen und stellen klar, dass es sich um Taubheitsgefühle oder ein unangenehmes Kribbeln handelt. Das sind typische Symptome für Veränderungen an den Nerven. Auch Menschen mit instabilen Kniegelenken, zum Beispiel nach Bandverletzungen, berichten regelmäßig von Taubheitsgefühlen.

Weitere Aussagen, die bei der Diagnosefindung helfen können und häufig von Patienten beschrieben werden, lauten:

- „Mein Knie ist eigentlich immer dick, fast wie angeschwollen."
- „Es knackt und knirscht bei jeder Bewegung."
- „Ich kann mein Bein gar nicht mehr richtig beugen und strecken, aber es tut gar nicht so doll weh."
- „An beiden Kniegelenken sind die Beschwerden genau gleich."
- „Mein Kniegelenk blockiert manchmal plötzlich."
- „Mein Kniegelenk ist gefühlt immer überwärmt."
- „Mein Knie fühlt sich steif an."
- „Ich habe das Gefühl, dass mein Kniegelenk instabil ist."

WIE STARK IST IHRE MUSKULATUR RUND UMS KNIEGELENK?

Finden Sie mit diesen Übungen heraus, wie es um Ihr Kniegelenk steht. Dazu brauchen Sie einen Stuhl und eventuell eine Yogamatte oder einen Teppich. Wir testen alle Muskeln rund ums Kniegelenk einmal dynamisch und einmal statisch. Wichtig ist, dass Sie den Test in der hier vorgesehenen Reihenfolge machen.

1a. Setzen und Aufstehen (dynamisch)
Stellen Sie sich vor einen Stuhl, setzen Sie sich ohne Hilfe der Hände hin und stehen Sie wieder auf. Wie oft schaffen Sie das in einer Minute?

- Weniger als 5-mal 0
- 5- bis 15-mal 1
- 16- bis 30-mal 2
- Mehr als 30-mal 3

Haben Sie bei dieser Übung Schmerzen im Kniegelenk, wollen aber trotzdem die Kraft im vorderen Oberschenkel testen? Dann wählen Sie die statische Variante 1b. Wenn Sie beide Tests machen wollen, zählen Sie für die Gesamtauswertung bitte nur einen.

1b. Wandsitz (statisch)
Setzten Sie sich ohne Stuhl mit dem Rücken an eine Wand (siehe Übung Wandsitz, S. 126). Wie lange können Sie diese Position halten?

- Bis 10 Sekunden 0
- 11 bis 20 Sekunden 1
- 21 bis 30 Sekunden 2
- Mehr als 30 Sekunden 3

Ob dynamisch oder statisch – wenn Sie mit Ihrem Ergebnis nicht zufrieden sind, stärken Sie Ihre vorderen Oberschenkel mit den Übungen 4 bis 7.

2. Brücke (dynamisch)
Legen Sie sich auf den Rücken und ziehen Sie die Beine so an, dass die Kniegelenke bei 90 Grad gebeugt sind. Heben Sie aus dieser Position den Po an

und strecken Sie das Becken nach oben. Zwischen Po und Boden sollte man problemlos mit der Hand durchfassen können. Perfekt ist es, wenn Oberkörper, Becken und Oberschenkel eine gerade Linie bilden. Wie oft können Sie das Becken auf diese Weise heben?

◯ Weniger als 5-mal	0
◯ 5- bis 15-mal	1
◯ 16- bis 30-mal	2
◯ Mehr als 30-mal	3

Hier geht es um die Kraftausdauer im Bereich des hinteren Oberschenkels. Die Übungen 10 bis 12 helfen Ihnen, sich zu verbessern.

3. Seitliches Beinheben rechts (dynamisch)

Legen Sie sich auf die rechte Seite und heben Sie die Beine seitlich an. Halten Sie die Position 3 Sekunden, legen Sie die Beine dann wieder ab und heben Sie sie erneut 3 Sekunden. Wie oft schaffen Sie das?

◯ Weniger als 2-mal	0
◯ 2- bis 5-mal	1
◯ 6- bis 10-mal	2
◯ Mehr als 10-mal	3

4. Seitliches Beinheben links (dynamisch)

Machen Sie die gleiche Übung auf der linken Seite. Wie oft schaffen Sie das?

◯ Weniger als 2-mal	0
◯ 2- bis 5-mal	1
◯ 6- bis 10-mal	2
◯ Mehr als 10-mal	3

Die Kraftausdauer in der Innenseite der Oberschenkel wird hier getestet. Machen Sie die Übungen 9 und 14, wenn Sie nicht so gut abgeschnitten haben.

5. Planks (statisch)

Legen Sie sich auf den Bauch. Nun heben Sie Ihren Rumpf und die Beine an. Lediglich die Fußspitzen und die Unterarme berühren den Boden. Wichtig ist, dass Sie das Gesäß nicht zu sehr in die Höhe strecken, aber auch nicht zu sehr durchhängen lassen. Wie lange können Sie die Position halten?

◯ Maximal 5 Sekunden	0
◯ 6 bis 15 Sekunden	1
◯ 16 bis 30 Sekunden	2
◯ Über 30 Sekunden	3

6. Planks seitlich rechts (statisch)

Nach einer kurzen Pause legen Sie sich auf die rechte Seite. Drücken Sie sich auf dem rechten Unterarm und den Füßen hoch in den seitlichen Plank. Wie lange können Sie diese Position halten?

◯ Maximal 5 Sekunden	0
◯ 6 bis 15 Sekunden	1
◯ 16 bis 30 Sekunden	2
◯ Über 30 Sekunden	3

7. Planks seitlich links (statisch)
Gehen Sie vor wie in Test 6, aber diesmal auf der linken Seite. Wie lange halten Sie den Unterarmstütz durch?

- Maximal 5 Sekunden 0
- 6 bis 15 Sekunden 1
- 16 bis 30 Sekunden 2
- Über 30 Sekunden 3

Mit diesen Checks können Sie Ihre Rumpfkraft sowie die Kraft und Ausdauer in der Oberschenkel-Außenseite überprüfen. Die Übungen 14 und 16 bis 18 eignen sich zur Stärkung dieser Muskeln.

8. Zehenspitzenstand rechtes Bein (dynamisch)
Stellen Sie sich auf das rechte Bein (wenn Sie aus dem Gleichgewicht kommen, halten Sie sich an der Wand oder einem Gegenstand fest). Nun gehen Sie auf die Zehenspitzen, halten die Fersen 3 Sekunden lang so hoch wie möglich und senken sie dann wieder ab – aber nicht, bis die Ferse den Boden berührt, sondern nur knapp darüber. Dann geht's wieder hoch. Wiederholen Sie das Rauf und Runter mit jeweils 3 Sekunden Halten mehrmals. Wie oft gelingt es Ihnen?

- Weniger als 5-mal 0
- 5- bis 15-mal 1
- 16- bis 30-mal 2
- Mehr als 30-mal 3

9. Zehenspitzenstand linkes Bein (dynamisch)
Gehen Sie vor wie in Test 8, aber diesmal auf dem linken Bein. Wie oft schaffen Sie das?

- Weniger als 5-mal 0
- 5- bis 15-mal 1
- 16- bis 30-mal 2
- Mehr als 30-mal 3

Beim Zehenspitzenstand geht es um die Kraft und die Ausdauer in der Wadenmuskulatur. Wenn Sie sich verbessern wollen, machen Sie die Übungen 10, 13 und 29.

Nachdem Sie Ihre Muskeln gut aufgewärmt haben, testen wir jetzt die Maximalkraft im Oberschenkel. Wichtig ist, dass Sie die beiden Übungen ganz langsam durchführen. Stabilität und Konzentration sollen im Vordergrund stehen. Es geht nicht um Schwung und Dynamik.

10. Einbeinige Kniebeuge rechts
In diesem Test geht es um die Vorderseite des Oberschenkels. Schaffen Sie eine einbeinige Kniebeuge auf dem rechten Bein, wie im Übungsteil auf S. 139 beschrieben?

- Ja 2
- Nein 0

11. Einbeinige Kniebeuge links

Schaffen Sie eine einbeinige Kniebeuge auf dem linken Bein, wie im Übungsteil auf S. 139 beschrieben?

- Ja 2
- Nein 0

12. Einbeinige Brücke rechts

Testen Sie jetzt die Rückseite: Gelingt Ihnen eine Brücke, wie unter Test 2 beschrieben, aber auf dem rechten Bein? Das linke Bein wird einfach gestreckt in die Höhe gehalten.

- Ja 2
- Nein 0

13. Einbeinige Brücke links

Auch hier geht es noch mal um die Rückseite: Gelingt Ihnen eine Brücke, wie unter Test 2 beschrieben, aber auf dem linken Bein? Das rechte Bein wird einfach gestreckt in die Höhe gehalten.

- Ja 2
- Nein 0

AUSWERTUNG

Addieren Sie Ihre Punkte. Wenn Sie 35 schaffen, sind Sie und Ihre Kniegelenke noch gut in Form. Fehlt Ihnen irgendwo ein Punkt, können Sie die Bereiche mithilfe der Übungen in diesem Buch gezielt trainieren, wie unter den jeweiligen Tests empfohlen.

Sind Sie über 70 Jahre alt? Dann sind bereits 27 Punkte ein gutes Ergebnis. Auch hier gilt: Nutzen Sie diesen Test, um herauszufinden, welche Muskelgruppe bei Ihnen eventuell vergleichsweise schwach ist, und stärken Sie sie mit passenden Übungen, um sie an die anderen Muskeln rund ums Bein anzupassen.

GUTES FÜR DIE KNIEGELENKE

Bandagieren, wärmen, kühlen, bewegen, stärken, stützen und bloß nicht drauffallen – die Kniegelenke sollten nicht auf sich allein gestellt sein. Mit verschiedenen Tricks und Techniken können Sie sie zeitweise unterstützen, um besser durch den Alltag zu kommen.

Hören Sie auf Ihren Körper
Bei Schmerzen, Schwellungen oder Bewegungseinschränkungen im Kniegelenk sollten Sie aufmerksam sein. Gönnen Sie Ihrem Knie einige Tage ausreichend Ruhe. Bleiben die Beschwerden hartnäckig, dann suchen Sie besser Ihren Hausarzt auf.

Füttern Sie Ihre Gelenke
Die Kniegelenke werden durch Sport und andere körperliche Aktivitäten ernährt. Denn dabei bildet sich die Synovialflüssigkeit, auch Gelenkschmiere genannt, die in den Knorpel „gedrückt" wird, wenn wir uns bewegen. Wird der Knorpel abwechselnd be- und entlastet, gelangt die Flüssigkeit ins Knorpelgewebe, das sie aufsaugt wie ein Schwamm. So „ernähren" wir unseren Gelenkknorpel. Wird ein Gelenk zu wenig oder zu stark belastet, kann dieser Vorgang gestört werden. Knorpelschäden entstehen.

Bandagen – hilfreich, aber nicht für immer
Bandagen können sehr hilfreich sein, denn sie unterstützen nicht nur, sondern üben auch leichten Druck auf die Gelenke aus, sodass Schwellungen zurückgehen. Es fühlt sich gut an und man hat den Eindruck, dass das Kniegelenk

DIE TECHNIK MACHT'S

Achten Sie insbesondere bei Kniegelenk belastenden Sportarten und Aktivitäten auf eine saubere Technik und darauf, dass Ihre Muskulatur ausreichend kräftig ist. So minimieren Sie Ihr Verletzungsrisiko.

geschützt wird. Bei Schmerzen ist das durchaus sinnvoll – vor allem, wenn es Bewegungen ermöglicht, die sonst zu schmerzhaft wären. In solchen Situationen geben Bandagen auch mentalen Halt. Sie dürfen weder zu fest (also so, dass sie den Blutfluss nicht behindern), aber auch nicht zu locker angelegt werden, sonst reicht die Stützkraft nicht. Allerdings sollten Bandagen nicht ständig getragen werden. Nehmen Sie sie immer wieder ab, zum Beispiel nach dem Sport und auf jeden Fall, wenn es Ihnen gut geht. Denn Bandagen können bei einer dauerhaften Nutzung auch Strukturen schwächen.

Orthesen

Wird mehr Halt benötigt, kommt eine Orthese statt einer Bandage zum Einsatz. Das ist eine Schiene, die vor allem nach Bandschäden die Gelenke stabilisiert und so einen gewissen Schutz bietet, während die Bänder heilen. Daher werden Orthesen auch häufig nach Operationen an Bändern und Muskeln eingesetzt. Sie machen zielgerichtete Bewegungen möglich, ohne das Gelenk in einen kritischen Bewegungsbereich „entkommen" zu lassen. Kaufen Sie aber keine Orthese, ohne sich intensiv beraten und sie im Fachgeschäft genau anpassen zu lassen. Passiert das nicht, können zum Teil offene Druckstellen entstehen oder die Struktur, die entlastet und geschützt werden soll, wird ganz im Gegenteil überlastet und nachhaltig geschädigt. Vor allem die Kniekehle darf nicht „verschnürt" werden, man würde die Gefäß- und Nervenversorgung des Unterschenkels und des Fußes gefährden. Auch wenn die meisten Orthesen nicht extra für einzelne Betroffene hergestellt werden, sind sie mit Klettverschlüssen oder Gurten flexibel und gut anzupassen. Eine Orthese

ERSTE HILFE IM NOTFALL

Nach akuten Verletzungen am Knie ist erste Hilfe gefragt. Es gilt die PECH-Regel: Zuerst wird das Gelenk entlastet und ruhig gestellt (P = Pause). Wenn es geschwollen ist, kühlen Sie es etwa eine Viertelstunde mit Eis in einem Tuch (E = Eis).
Bei Schmerzen kann ein elastischer Kompressionsverband das Gelenk entlasten (C = Compression). Er sollte aber nicht zu fest angelegt werden, darf den Blutfluss nicht abschnüren und ist keine Dauerlösung. Lagern Sie schließlich das Knie hoch (H = Hochlagerung).

AUFWÄRMEN UND ABKÜHLEN

Machen Sie keinen Kaltstart: Absolvieren Sie vorm Sport ein Aufwärmtraining, damit die Muskeln auf die anstehenden Bewegungen vorbereitet sind. Nach dem Training sorgen Sie mit Stretchen für eine angemessene Abkühlphase, um die Muskeln nachhaltig zu kräftigen.

ist ebenfalls nur selten eine Dauerhilfe. Lassen Sie sich von einer Ärztin oder einem Arzt genau zeigen, wie man sie anlegt, und sprechen Sie darüber, wie lange Sie die Orthese tragen sollen.

Freihändig aufstehen und hinsetzen

Um die Beinmuskeln zu stärken, können Sie sie einfach mit einem Stuhl trainieren. Gehen Sie dabei folgendermaßen vor:

1. Setzen Sie sich hin und winkeln Sie die leicht geöffneten Beine so an, dass das Kniegelenk einen 90-Grad-Winkel bildet.
2. Kreuzen Sie die Arme vor der Brust und neigen Sie den Oberkörper leicht nach vorne.
3. Nun stehen Sie langsam auf und setzen sich ebenso langsam wieder hin. Die Arme bleiben über Kreuz.
4. Bewegen Sie Ihr Kniegelenk vom Stuhl weg nach vorne (über die Füße hinaus), trainieren Sie eher die vorderen Muskeln am Oberschenkel. Bleiben Sie mit der Wade im Kontakt zum Stuhl, trainieren Sie auch die hintere Oberschenkelmuskulatur und das Gesäß.
5. Halten Sie das Auf und Ab mindestens eine Minute durch. Wenn Sie das gut schaffen, verlängern Sie die Zeit.

Nebenbei-Training beim Zähneputzen

Nutzen Sie die Zeit, die Sie ohnehin zum Zähneputzen aufwenden müssen, um Ihre Knie zu stärken. Stellen Sie sich abwechselnd auf das rechte und auf das linke Bein. Gelingt Ihnen das locker, stellen Sie sich auf die Zehenspitzen. Wenn Sie noch mehr für Ihr Koordinationsvermögen tun möchten, können Sie auch versuchen, die Augen dabei zu schließen.

Akupunktur

Akupunktur gegen Knieschmerzen? Die alternative Heilmethode ist sehr verbreitet und kann funktionieren. Sie erfordert aber Geduld und klappt nicht bei jedem. Wie bei anderen Schmerzarten kommen die hauchdünnen Nadeln aus der Chinesischen Medizin auch an den Knien in manchen Fällen erfolgreich zum Einsatz. Meist sind mehrere Sitzungen nötig, um Wirkung zu erzielen. Nebenwirkungen gibt es so gut wie keine. Eine große Studie mit mehr als zwei Millionen Teilnehmern zeigte, dass Akupunktur chronische Beschwerden vor allem bei Gelenkabnutzung reduziert. Andere Untersuchungen zeigen aber auch, dass die Wirkung leider meistens nicht lang anhaltend ist.

Bauen Sie Muskeln auf

Eine starke Muskulatur um das Kniegelenk herum kann dazu beitragen, das Gelenk zu stabilisieren und Belastungen besser zu absorbieren. Konzentrieren Sie sich auf Übungen, die den Quadrizeps, die Oberschenkelrückseite, die Waden und die Hüftmuskulatur stärken. Dazu gehören beispielsweise Kniebeugen, Ausfallschritte, Beinpressen und Hüftabduktionen (siehe auch Übungen ab S. 125).

Aufs Wackelbrett

Ob beim Fernsehen oder Radiohören – nutzen Sie nebenbei ein Wackelbrett. Gleichgewichtsübungen auf dem Wackelbrett, auch Balance Board, Therapiekreisel oder Gleichgewichtsbrett genannt, sind eine tolle Möglichkeit, die Kniegelenke zu stabilisieren. Sie bestehen aus einem Brett oder einer Rolle, verbessern die Steuerungsfähigkeit der Gelenke und machen nebenbei auch noch Spaß. In Studien zeigte sich, dass sich damit bei Gesunden viele Knieverletzungen vermeiden lassen. Zu Hause braucht das Board wenig Platz, sodass Sie auch in kleinen Wohnungen auf wenig Raum damit trainieren können. Um sich daran zu gewöhnen, können Sie das Brett erst einmal mit einem Fuß nutzen

DAS RICHTIGE MASS FINDEN

Ein bisschen Anstrengung muss sein. Sonst lässt sich keine Muskulatur aufbauen. Das darf auch ruhig ein wenig schmerzhaft sein, sollte aber keine starken oder länger anhaltenden Schmerzen auslösen. Um das richtige Maß zu finden, entwickeln Sie Ihre persönliche Schmerzskala und definieren von 0 (keine Schmerzen) bis 10 (größte Schmerzen). Geraten Sie beim Training in den Bereich drei oder mehr, trainieren Sie nicht richtig oder zu viel. Weitere Zeichen für Überforderung: Am Tag danach sind die Gelenke geschwollen und/oder der Schmerz hält nach dem Sport ein paar Stunden oder mehr an.

oder sich an der Wand festhalten, bevor Sie freihändig stehen. Das erste Übungsziel ist es, gerade auf dem Gerät zu stehen. Wenn das klappt, können Sie vorsichtig gezielte Übungen machen.

Dazu gehören zum Beispiel leichte Kniebeugen, seitliches Ausstrecken eines Beins oder Stehen auf einem Bein. Ähnliche Wirkung hat übrigens auch der Trendsport Stand-up-Paddling (SUP). Hier muss das Knie ständig die Position ausgleichen und eventuelle Dysbalancen korrigieren, sodass die Muskeln gestärkt werden. Neben dem positiven Effekt fürs Knie ist Stand-up-Paddling als Outdoorsport ohnehin ein Gesundheitsplus!

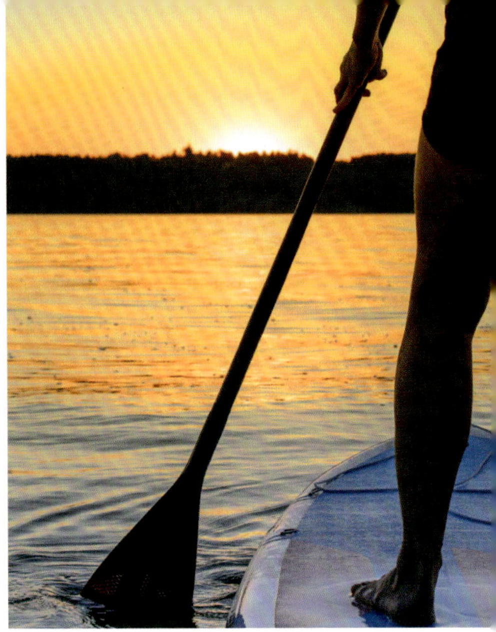

IMMER SCHÖN FLEXIBEL BLEIBEN

Eine gute Flexibilität der Muskeln und Bänder um das Kniegelenk herum kann helfen, die Beweglichkeit des Gelenks zu erhalten und Verletzungen vorzubeugen. Machen Sie regelmäßig Dehnübungen für Oberschenkel, Waden und Hüftmuskulatur (Anregungen ab S. 145)

Multimodale Therapie
Sie bekommen Ihre Knieschmerzen einfach nicht in den Griff? Dann kann eine sogenannte multimodale Therapie hilfreich sein. Dabei arbeiten Ärzte, Sport-, Physio- und Psychotherapeuten sowie physikalische Therapeuten zusammen – mit dem Ziel, mit jedem therapeutischen Ansatz die Situation Ihres Kniegelenks zu verbessern.

Multimodale Schmerztherapie
Hier lernen Patienten darüber hinaus, besser mit dem Schmerz umzugehen, ihre Gefühle genauer einzuschätzen oder Schmerzmittel effektiver einzusetzen. Untersuchungen zeigen: 70 bis 80 Prozent aller Teilnehmer fühlten sich danach besser. Häufig geht es darum, Alltagsak-

tivitäten zu trainieren und die eigenen Belastungsgrenzen kennenzulernen.

Gehhilfen: Machen Sie es sich leichter
Bewegung an der frischen Luft tut gut, keine Frage. Ist ein Spaziergang aber nur noch unter Schmerzen möglich, kann es ratsam sein, Gehhilfen zu nutzen. Das ist vielen erst einmal unangenehm, aber es hilft. Ein Gehstock zum Beispiel senkt das Risiko zu stürzen und entlastet neben dem Kniegelenk auch die Hüften. Dabei sollte man auf die richtige Höhe achten (lassen Sie sich in einer physiotherapeutischen Praxis beraten). Unterarmgehstützen oder Achselstützen haben eine ähnliche Funktion wie ein Gehstock, können aber sehr viel mehr unterstützen. Sie werden auch als Krücken bezeichnet und kommen häufig in der Reha zum Einsatz. Wie Gehstöcke und Rollatoren werden Unterarmgehstützen ebenfalls ärztlich verordnet.
Wenn Bewegungen immer schwieriger werden, gibt ein Rollator noch mehr Halt. Die Gelenke werden stärker entlastet, weil man beim Laufen auch mal Sitzpausen auf dem Rollatorsitz einlegen kann. Aber auch hier gilt wie bei allen Hilfsmitteln: Werden sie zu häufig und zu lange eingesetzt, können sie mehr schaden als nützen. Im Zweifelsfall ist Physiotherapie besser, als sich nur noch auf Gehhilfen zu verlassen.
Und noch ein Tipp: Wer gerne wandert oder Walken als Sport betreibt, dabei aber schnell unter Knieschmerzen leidet, kann Walkingstöcke nutzen, um die Kniegelenke zu entlasten.

Das Gewicht im Blick behalten
Übergewicht kann das Kniegelenk zusätzlich belasten und das Risiko für Gelenkschäden erhöhen. Mit gesunder Ernährung und regelmäßigem Sport können Sie überschüssige Pfunde vermeiden.

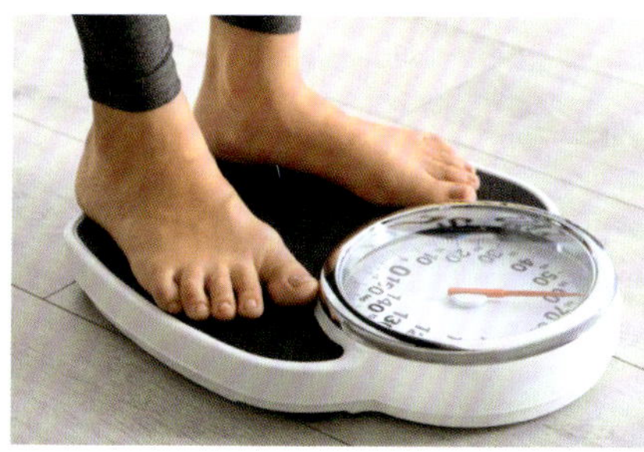

Unterstützung aus dem Schuh
Schuh ist nicht gleich Schuh. Um das Kniegelenk zu schonen oder arthrosebedingte Schmerzen zu lindern, gibt es einige Hilfen. Dazu gehören speziell angefertigte Schuhe, Sohlen, Einlagen oder Absätze. Sie müssen zu den jeweiligen Beschwerden passen. Manche dienen als Abrollhilfe, andere federn Stöße beim Auftreten ab, was vor allem Knie, Hüfte und Wirbelsäule schont. Andere wiederum können Belastungen verringern, die durch X- und O-Beine

entstehen, oder unterschiedliche lange Beine ausgleichen. Man muss sich dafür nicht immer neue Schuhe kaufen. Viele dieser sogenannten Zurichtungen lassen sich in normale Schuhe integrieren.

Therapeutisches Rollen

Wenn Sie eine Faszienrolle besitzen, können Sie die auch fürs Knie nutzen, indem Sie Schmerzen und Verspannungen lösen. Beginnen Sie mit der Vorderseite. Gehen Sie aus dem Vierfüßlerstand in den Armstütz und legen Sie die Rolle unter das rechte Bein ein Stück überm Knie. Mit dem linken Bein gleichen Sie das Gewicht aus. Rollen Sie dann nach vorne, bis die Faszienrolle unterm Becken liegt, und zurück. Dann ist das andere Bein dran. Machen Sie im Sitzen weiter, um auch das Gesäß und die Waden zu „behandeln". Legen Sie ein Bein gestreckt auf die Faszienrolle fast an der Ferse. Stützen Sie sich mit den Armen ab und „fahren" Sie mit Ihrem ganzen Körpergewicht auf dem Bein über die Rolle – von der Wade bis zum Gesäß. Danach ist das andere Bein dran.

BITTE NICHT ZU VIEL

Vermeiden Sie übermäßige Belastungen des Kniegelenks, insbesondere bei Aktivitäten mit hoher Stoßbelastung wie Springen oder Laufen auf hartem Untergrund. Achten Sie darauf, Ihren Trainingsplan entsprechend zu gestalten und Pausen einzulegen, um Überlastungsschäden zu vermeiden.

Dehnen mit einem Tennisball

Um das Kniegelenk zu weiten und mehr Raum fürs Gelenk zu schaffen, eignet sich eine Maßnahme mit einem Tennisball, die der japanische Osteopath Shintaro Sakai bei einer leichten Kniearthrose empfiehlt: Setzen Sie sich auf den Boden, legen Sie einen Tennisball in die Kniekehle und winkeln Sie das Bein an. Nun ziehen Sie mit beiden Händen am Schienbein, sodass der Ball gedrückt wird, aber nicht verrutscht. Legen Sie sich auf den Rücken und halten Sie den gedrückten Tennisball 30 Sekunden lang in der Kniekehle. Machen Sie das ruhig zwei- oder dreimal täglich.

Wohltuende Wärme

„Vorsicht, Wärme schadet nur! Kühlen? Das macht die Sache doch noch viel schlimmer!" Wenn es darum geht, Knieschmerzen zu lindern, werden Sie häufig komplett unterschiedliche Aussagen hören. Auch wenn der Tippgeber oder die Tippgeberin keine medizi-

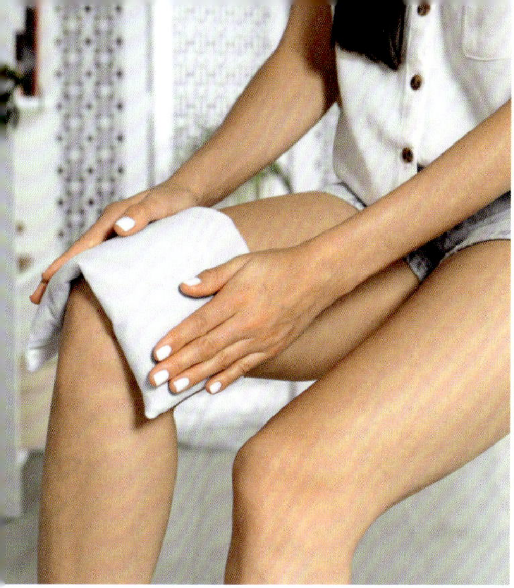

nischen Experten sind, haben sie in manchen Fällen tatsächlich recht. Denn pauschal lässt sich diese Frage nicht beantworten. Beides ist richtig. Es kommt nur auf den Einzelfall an. Akute Verletzungen und Entzündungen werden in der Regel gekühlt, bei einer chronischen Erkrankung hilft häufig Wärme. Sie eignet sich zum Beispiel bei fester Muskulatur rund ums Kniegelenk. Daher trifft am ehesten folgende Faustregel zu: Akute, geprellte oder verdrehte Kniegelenke und Muskeln mögen es kalt. Auch ein chronisch überlastetes Kniegelenk mag Kälte. Chronisch überlastete und verhärtete Muskeln hingegen mögen Wärme, um wieder weich, geschmeidig und funktionsfähig zu werden. Wärme kann andere Maßnahmen ergänzen, aber auch allein eingesetzt werden. Dafür gibt es verschiedene Gründe.

Unter anderem wirkt Wärme ...

- ... entspannend. Es fällt schwer, eine schmerzgeplagte Körperpartie zu lockern oder überhaupt zu bewegen. Das gilt vor allem bei Arthrose, aber nur wenn das Gelenk nicht akut entzündet beziehungsweise geschwollen ist. Sind die Gelenke schön warm, entspannt die Muskulatur, was wiederum die Beweglichkeit fördert.

- ... durchblutungsfördernd. Sie erweitert die Gefäße, sodass Gewebe wieder besser mit Nährstoffen versorgt wird.

- ... Vermeidungshaltungen entgegen, die Schmerzgeplagte häufig einnehmen, um ihre Gelenke zu schonen, und damit Verspannungen auslösen.

Meist spüren die Betroffenen selbst sehr genau, dass Wärme guttut, denn bei kalten Knien versteifen sich die Gelenke. Ein Bad in der Wanne, ein Saunabesuch, Fangopackungen, Infrarotlicht, Heizkissen oder Wärmepflaster – erlaubt ist, was den Kniegelenken gefällt.

Ganz nebenbei können Sie Ihren Gelenken mit Kniewärmern eine Freude machen. Sie wärmen, entspannen und schützen zugleich. Vor allem in der kalten Jahreszeit erleichtern Kniewärmer den Alltag, denn kalte und feuchte Luft führt häufig zu Gelenkproblemen. Ob weiß, schwarz oder bunt – die weichen Bandagen beziehungsweise „Strümpfe" fürs Gelenk sind elastisch und aus wärmendem Material. Es gibt sie in verschiedenen Größen im Sanitätshaus oder online. Oder Sie stricken sich welche selbst.

Entzündungshemmende Kälte

Anders ist es bei akuten Schmerzen – zum Beispiel nach Sportverletzungen an Gelenken oder Bändern und bei entzündlichen Prozessen nach Knieoperationen oder bei einer Gelenkentzündung (Arthritis). Beim Knie sind es häufig Meniskusschäden, Verstauchungen, Überlastungen oder Sehnenentzündungen. Da hilft in der Regel Kälte besser. Denn die wirkt entzündungshemmend. Im Körper passiert das Gegenteil von dem, was bei Wärme geschieht. Die Blutgefäße erweitern sich zunächst nicht wie bei Wärme, sondern sie verengen sich. Die Botenstoffe, die durch Entzündungen entstehen, werden gehemmt, Schwellungen gehen zurück, Gefäße ziehen sich zusammen. Einblutungen und blaue Flecke entwickeln sich weniger stark. Kälte beugt effektiv auch Entzündungen, Schwellungen und Blutergüssen nach einer Verletzung vor.

Wirksam sind zum Beispiel auch kühle Quarkwickel, die man zu Hause anlegen kann. Spezielle Kühlpacks oder Kühlkompressen gehören ebenfalls zu den gängigen Maßnahmen. Dabei ist es wichtig, die Kompressen nicht direkt auf die Haut zu legen, denn sonst kann es zu Erfrierungen kommen. Am besten legen Sie ein dünnes Handtuch auf die Haut und darüber erst die Kühlung.

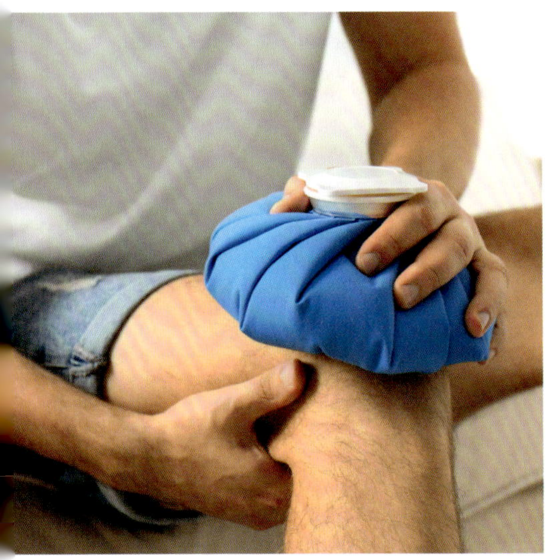

Sturzgefahr lindern

Wenn die Kniegelenke empfindlich sind, ist ein Sturz besonders verhängnisvoll. Richten Sie deshalb Ihr Zuhause sicher ein. Das heißt: Lassen Sie nichts auf dem Boden liegen, über das Sie stolpern könnten. Steigen Sie nicht auf wackelige Hocker oder Stühle, wenn Sie etwas aus höheren Schränken oder Regalen holen müssen oder die Fenster putzen wollen. Sichern Sie Teppiche mit Anti-Rutsch-Unterlagen. Laufen Sie nicht im Dunkeln durchs Haus, sondern

WICKEL SELBST MACHEN

Einen schmerzlindernden Wickel können Sie gut zu Hause selbst machen. Mit Quark geht's ebenso wie mit Kohlblättern. Die nötigen Materialien dafür haben Sie wahrscheinlich im Haus. Hier zwei Anleitungen:

Quarkwickel: Am besten arbeiten Sie mit drei Tüchern: einem Innen-, einem Zwischen- und einem Außentuch. Das Innentuch sollte saugfähig sein. Verteilen Sie etwas kalten Quark mittig darauf und schlagen Sie die Enden ein, sodass Sie eine kniegroße Auflage haben. Mit dem Zwischentuch fangen Sie Feuchtigkeit ab, die sich eventuell durch die Auflage hindurchdrückt. Mit dem Außentuch (oder einer elastischen Binde) wird das Ganze befestigt. Lassen Sie den Wickel so lange wirken, bis er nicht mehr kühlt (das dauert etwa 20 Minuten). Sie können die Wickel (durchgewaschen; mit jeweils frischem Quark) mehrmals anwenden.

Kohlwickel: Kohl enthält entzündungshemmende Wirkstoffe, die die Durchblutung fördern. Davon profitieren wir nicht nur, wenn wir das Gemüse essen, es eignet sich auch als Wickel fürs Knie. Am besten verwenden Sie möglichst frischen Wirsing oder Weißkohl. Schneiden Sie den Strunk heraus. Legen Sie die Blätter auf das Zwischentuch und „rollen" Sie sie mit einem Nudelholz oder einer Glasflasche so platt, dass Flüssigkeit austritt. Legen Sie die Blätter dann direkt auf die Haut und bedecken Sie sie mit dem Zwischentuch. Danach befestigen Sie den Wickel mit dem Außentuch beziehungsweise mit einer elastischen Binde. Lassen Sie ihn am besten über Nacht wirken oder tagsüber mindestens eine Stunde.

machen Sie auch für kurze Wege immer das Licht an.

Bei Fragen und Bedenken Hilfe holen
Es ist wichtig zu beachten, dass diese Tipps allgemeine Empfehlungen sind und je nach individuellen Bedürfnissen variieren können. Wenn Sie spezifische Fragen oder Bedenken haben, ist es ratsam, eine Ärztin, einen Arzt, eine Physiotherapeutin oder einen Physiotherapeuten zu konsultieren.

DAS MAG DAS KNIEGELENK NICHT

Entzündungen, Übergewicht, Überlastungen – Gesundheit ist für unsere Knie nicht selbstverständlich. Sind die Gelenke einmal geschädigt, kommt es oft zu Beschwerden. Hier vier Dinge, die dem Gelenk zusetzen.

1. Ein großer Bauchumfang

Wer viel Bauchfett mit sich herumträgt, schadet den Kniegelenken gleich doppelt. Zum einen müssen sie mehr Gewicht tragen. Das gilt bei jeder Form von Übergewicht, denn zu viele Pfunde gehören zu den Hauptursachen für Arthrose. Zum anderen fördert vor allem das sogenannte viszerale Fett, also das Fett im Bauch, Entzündungen im ganzen Körper, also auch in den Gelenken.

2. Überlastungen

Funktioniert das Gelenk nicht mehr, wird jede Belastung zum Problem. Während wir gehen, laufen, springen oder Gewichte heben, sind die Kniegelenke starken Kräften ausgesetzt. Beim Gehen beträgt die durchschnittliche Belastung das Eineinhalb- bis Zweifache des Körpergewichts, beim Treppensteigen sogar das Drei- bis Vierfache. Sind die Aktivitäten intensiver – zum Beispiel beim Laufen oder Springen –, wirken die punktuellen Kräfte noch stärker.

3. Druckbelastung

Die Kontaktflächen im Kniegelenk sind dafür ausgelegt, den Druck gleichmäßig zu verteilen und eine reibungsarme Bewegung zu ermöglichen. Bei bestimmten Aktivitäten, wie zum Beispiel beim Knien oder Hocken, kann der Druck auf das Kniegelenk höher sein als beim Gehen und zu Überlastungen führen.

4. Bewegungslosigkeit

Die Kniegelenke dürfen zwar nicht überlastet werden, doch zu wenig oder gar keine Bewegung schadet ihnen genauso. Das liegt daran, dass Bewegung den Stoffwechsel anregt und sicherstellt, dass die Gelenke mit Nährstoffen versorgt werden. Vereinfacht dargestellt, zieht sich der Knorpel bei Belastungen wie ein komprimierter Schwamm zusammen und gibt Stoffe ab, die er nicht mehr benötigt. Wird das Gelenk danach entlastet, hat er Kapazität frei, um Nährstoffe aus der Gelenkflüssigkeit aufzunehmen.

WENN DAS KNIE IN DIE JAHRE KOMMT

Auch unsere Kniegelenke bleiben nicht ewig jung und stark. Mit dem Älterwerden verändert sich einiges. Hier finden Sie einige typische Alterserscheinungen im Überblick.

1. **Gelenkverschleiß**

Dieser Prozess lässt sich zwar verlangsamen, aber nie ganz verhindern. Mit zunehmendem Alter nutzt sich der Knorpel im Kniegelenk langsam ab. Die Folge ist entzündlicher Gelenkverschleiß (Osteoarthritis), der mit Schmerzen, Steifheit und Bewegungseinschränkungen verbunden sein kann.

2. **Knochensporne**

Wenn der Knorpel sich abbaut, versucht der Körper, das betroffene Gelenk zu stabilisieren, indem er Knochensporne oder sogenannte osteophytäre Randanbauten bildet. Die sind leider nicht nützlich. Im Gegenteil, sie können neue Schmerzen und Einschränkungen in Sachen Bewegung verursachen.

3. **Geschwächte Menisken**

Sie werden mit den Jahren schwächer und verlieren ihre Elastizität. Das führt in vielen Fällen dazu, dass die Menisken anfälliger für Verletzungen und Risse werden.

4. **Schneller verletzte Bänder**

Wenn die Bänder mit dem Alter ihre perfekte Balance zwischen Festigkeit und Dehnbarkeit verlieren, sind die Gelenke nicht mehr so stabil. Sie verletzen sich schneller.

5. **Entzündungen und Schwellungen**

Mit den Jahren kommt es auch bei kleineren Knorpelschäden häufiger zu Entzündungen im Kniegelenk. Die können eine chronische Synovitis (Entzündung der Gelenkschleimhaut) auslösen. Die Folge: Schmerzen und Schwellungen treten auf, das Knie fühlt sich steif an.

6. **Muskelschwäche**

Wenn die Kraft nachlässt und die Muskelmasse verloren geht, sind die Gelenke oftmals nicht mehr stabil genug und es fehlt an Kontrolle. Das Risiko von Verletzungen steigt.

Wer gesund lebt, regelmäßig aktiv ist und sich ausgewogen ernährt, kann all diese Dinge positiv beeinflussen!

DIE HÄUFIGSTEN KNIEBESCHWERDEN

Von der weitverbreiteten Arthrose über Meniskusschäden und das Läuferknie bis hin zur Bakerzyste – in diesem Teil meines Buches geht es um Krankheitsbilder, Diagnosen, Behandlungsmethoden, schmerzlindernde Maßnahmen und die passenden Trainingspläne dazu. Sie werden sehen, dass Sie selbst einiges tun können – Sie sollten aber alles mit Ihrer Ärztin oder Ihrem Arzt besprechen und sich beraten lassen, was genau für Sie geeignet ist.

ARTHROSE: SCHMERZHAFTE KNORPELABNUTZUNG

Das Kniegelenk ist kompliziert aufgebaut und verschleißanfällig. Deshalb ist es auch am häufigsten von Arthrose betroffen. Die Abnutzung der Knorpel lässt sich nicht verhindern, aber aufhalten. Die besten Maßnahmen sind zielgerichtete Übungen und schonende Bewegung.

Etwa fünf Millionen Menschen leiden in Deutschland an Arthrose, also an schmerzhaften Verschleißerscheinungen in den Gelenken. Mit dem Alter nimmt das Risiko deutlich zu. Schon heute ist jede zweite Frau und jeder dritte Mann über 60 betroffen. Arthrose im Kniegelenk (Gonarthrose) bedeutet, dass der Knorpel, der die Knochenenden bedeckt und so die Gelenkflächen bildet, geschädigt oder erheblich abgenutzt ist.

Ob an den Hüften, den Schultern, an Händen oder Füßen – wo Knochen über Gelenke miteinander verbunden sind, bauen die schützenden Knorpelflächen zwischen den einzelnen Knochen sich langsam, aber sicher ab. Aufgrund seiner vielschichtigen Strukturen trifft es das Knie besonders oft. Es gibt zwar noch keine Heilung, aber den fortschreitenden Prozess kann man aufhalten, die Schmerzen lassen sich lindern und natürliche Alterungsprozesse verlangsamen.

Verschiedene Arten von Knorpelschäden

Der Knorpel dient als glatte, stoßdämpfende Schicht, die die Knochen im Gelenk vor Reibung schützt und dafür sorgt, dass Sie sich ohne Schmerzen bewegen können. Es gibt verschiedene Arten von Knorpelschäden, die im Kniegelenk auftreten. Zu den häufigsten gehören:

Knorpelabnutzung (Gelenkverschleiß oder Arthrose) ist eine degenerative Erkrankung, bei der der Knorpel im Laufe der Zeit allmählich abnimmt. Nicht nur, weil wir älter werden. Auch Überlastungen, Unfälle, Verletzungen oder genetische Faktoren gehören zu den Ursachen. Arthrose kann zu Schmerzen, Steifheit, Schwellungen und eingeschränkter Beweglichkeit des Kniegelenks führen.

Akute Knorpelverletzungen treten als Folge von Verletzungen oder Unfällen auf. Hier wird der Knorpel im Kniegelenk direkt und meist nur in Form eines kleinen Risses beschädigt. Nicht selten kommt es dabei auch zu Verletzungen des Meniskus. Es entstehen akute Schmerzen, Schwellungen und Bewegungseinschränkungen.

Fokale Knorpelschäden sind auch kleinere Schäden oder Defekte im Knorpel, die sich auf bestimmte Bereiche des Kniegelenks beschränken. Sie können durch übermäßige Belastung, sich wiederholende Bewegungen oder Verletzungen verursacht werden. Fokale Knorpelschäden führen zu Schmerzen, das Gelenk wird steif und kann sich schlechter bewegen.

Bei jeder Form des Knorpelschadens im Kniegelenk kann es sich sogar so anfühlen, als ob das Knie instabil ist. Denn wenn die betroffene Stelle belastet und ein Schmerz ausgelöst wird, berichten die Patienten oft, dass ihnen genau in diesem Moment der Belastung plötzlich die Kraft fehlt. Je nach Ausprägung, Alter des Schadens und der allgemeinen Kniegesundheit helfen Übungen, wie ich sie in diesem Buch zeige. Manchmal sind aber auch Operationen nötig. Die Bandbreite der Möglichkeiten ist variabel, zwischen Mikrofrakturierung und Knorpeltransplantation ist vieles möglich.

Habe ich Arthrose?

Sie haben häufig Schmerzen im Knie, sind aber nicht sicher, ob es Arthrose ist? Die folgenden Anzeichen können darauf hindeuten:

1. Vor allem morgens kommt es zu Schmerzen, die nachlassen, sobald Sie sich warmgelaufen haben.
2. Die Schmerzen treten nicht immer, aber häufig nach Belastungen auf. Es gibt aber auch Phasen, in denen sie sich kaum bemerkbar machen.
3. Das Gelenk schwillt manchmal an.
4. Die Beweglichkeit lässt nach.
5. In Ihrer Familie – insbesondere bei Ihren Eltern – trat Arthrose auf.
6. Ihre Kniegelenke sehen anders aus, alles wirkt vergröbert.
7. Nur ein Teil des Kniegelenks ist betroffen.
8. Sie haben O-Beine und Beschwerden auf der Innenseite des Knies oder X-Beine mit Schmerzen in der Außenseite.
9. Sie haben früher viel Sport getrieben und hatten immer wieder Verletzungen an den Kniegelenken.
10. Sie haben Übergewicht.

Hyaluronsäure und thrombozytenreiches Plasma

Sehr häufig wird bei beginnendem oder auch bei fortgeschrittenem Gelenkverschleiß entweder Hyaluronsäure als Injektion (in der Regel drei bis fünf Spritzen) oder die Infiltration von thrombozytenreichem Plasma (in der Regel drei Spritzen) ins Gelenk empfohlen. Hyaluronsäure wird dabei künstlich gewonnen und als sogenannte hochmolekulare Hyaluronsäure ins Kniegelenk gespritzt. Natürlicherweise kommt Hyaluronsäure auch in großen Mengen im Körper vor und lässt sich vor allem zwischen Bindegewebe finden. Thrombozytenreiches Plasma (PRP) gewinnt man, indem man den Patientinnen und Patienten Blut abnimmt, es zentrifugiert und das thrombozytenreiche Plasma isoliert, das Ärztin oder Arzt dann in das betroffene Gelenk spritzen. Beide Verfahren haben nur wenig Risiken. Theoretisch sollen die Substanzen den Gelenkknorpel unterstützen und dafür sorgen, dass das Gelenk wieder gleitfähiger wird. Das thrombozytenreiche Plasma soll darüber hinaus Regenerationsprozesse im Gelenk auslösen, indem es Wachstumsfaktoren stimuliert. Viele Betroffenen haben mit beiden Methoden gute Erfahrungen gemacht. Die langfristige Wirksamkeit wurde allerdings bisher nicht wissenschaftlich bewiesen. Sie beruht eher auf Expertenmeinungen und Erfahrungsberichten.

Gesundes Kniegelenk

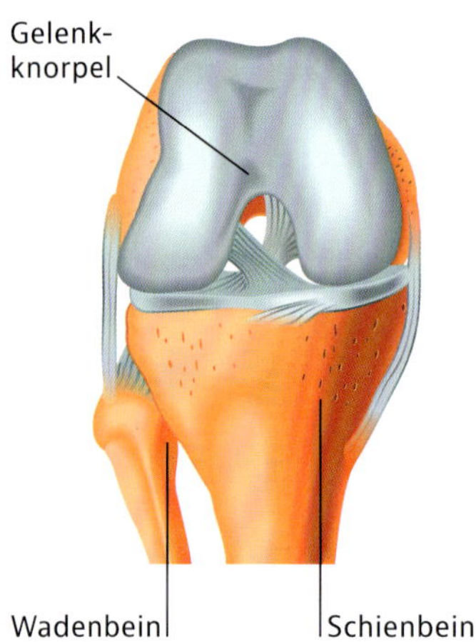

Es gibt immer wieder moderne Verfahren, wie aktuell die sogenannte Embolisation von Gefäßen, die Betroffenen helfen können, zumindest kurz- und mittelfristig Schmerzen zu nehmen. Derzeit liegen sehr gute, wenn auch noch keine langfristigen Daten zur Embolisation vor. Ich halte das Verfahren aber für sehr vielversprechend, wenn es darum geht, Zeit bis zur Notwendigkeit einer Prothese bei Arthrose zu gewinnen. Arthrose geht häufig mit einer krankhaft vermehrten Durchblutung über kleinste Gefäße im Bereich des Kniegelenks einher. Diese Gefäße sind mit hoher Wahrscheinlichkeit für

Kniegelenk mit Arthrose

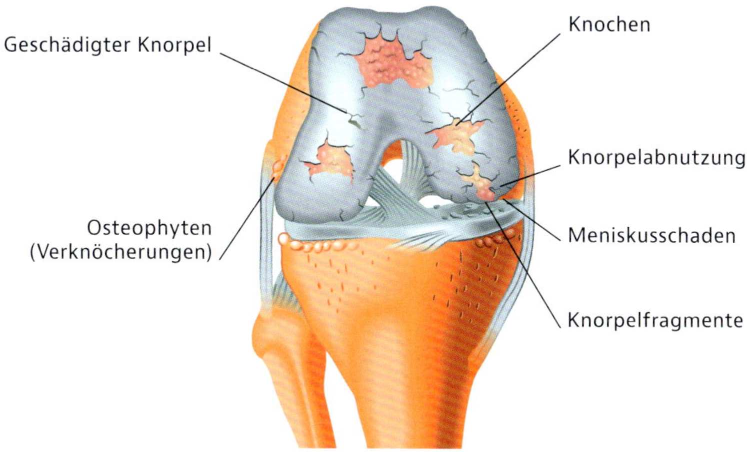

Entzündungsprozesse verantwortlich, was zu Schmerzen führt. Bei der Embolisation wird nach sorgfältiger Betäubung über die Leiste ein Katheter zu diesen Gefäßen geführt. In dem Bereich angekommen, wird meist ein Medikament über den Katheter gegeben, was die Durchblutung der Gefäße verhindert und sie dadurch verschließt (= embolisiert). Das Gelenk wird insgesamt weiter versorgt, nur die Entzündung und Schmerzen fördernden Gefäße werden so verschlossen. Es geht den Betroffenen nach diesem Eingriff oft sehr schnell viel besser. Die Arthrose bleibt aber unverändert. Patientinnen und Patienten nehmen den Schmerz aber deutlich weniger wahr.

Am Anfang sind Schmerzen normal

Um selbst etwas gegen den Gelenkverschleiß zu tun, ist es wichtig, dass Sie sich zur Bewegung aufraffen. Häufig blockiert die Angst vor Schmerzen die guten Vorsätze. Dann gilt es, sich klarzumachen: Vor allem am Anfang kann Training Beschwerden auslösen. Dies ist aber kein Signal zum Aufhören. Im Gegenteil: Einen leichten Schmerz dürfen Sie ruhig aushalten. Bei Arthrose ist es nämlich – anders als bei anderen Krankheiten – durchaus nützlich, das Gelenk trotz Problemen zu bewegen. Denn dabei werden die Knorpel mit Gelenkflüssigkeit ernährt. Langfristig lindert Bewegung die Schmerzen.

Belastungen reduzieren

Auch wenn Sie noch so fleißig Übungen machen, können Sie einen Knorpelschaden dadurch leider nicht reparieren. Studien zeigen aber, dass eine ausgewogene und kräftige Muskulatur hilft, die Belastungen auf einzelne Flächen zu reduzieren und eine Arthrose hinauszuzögern. Nur bei großen Schäden, die zu starken Beeinträchtigungen führen, sollte der Knorpel – sofern möglich – operativ angegangen werden, denn ein Gelenk besteht immer aus zwei Flächen. Ist eins verletzt, beschleunigt sich der Verschleiß auf der Gegenseite, was man unbedingt verhindern sollte. Ansonsten sind eher Maßnahmen ohne Operation angezeigt. Ziel ist es, die Muskeln an den Kniegelenken zu stärken und das muskuläre Gleichgewicht zu erhalten oder gegebenenfalls auch erst zu schaffen.

Was Sie selbst tun können

- Tragen Sie keine hochhackigen Schuhe. Fragen Sie in der orthopädischen Praxis nach Einlagen.
- Achten Sie auf eine gesunde Ernährung mit antientzündlicher Wirkung (siehe S. 102).
- Gönnen Sie Ihren Kniegelenken gelegentlich kühle Quarkwickel.
- Massagen fördern die Durchblutung und verbessern die Beweglichkeit.
- Auch antientzündliche Schmerzmedikamente helfen. Übertreiben Sie es damit aber nicht und sprechen Sie mit Ihrem Arzt darüber. Auch wenn wir gerne immer möglichst wenig Medikamente empfehlen, ist auch klar, dass eine Arthrose ganz ohne Medikamente nur sehr schwer auszuhalten ist und sie helfen können, kurzzeitige schlechte Phasen zu überbrücken.

Welche Übungen passen zu mir?

Im Anschluss finden Sie drei verschiedene Trainingspläne. Welcher für Sie am besten geeignet ist, hängt von der Art Ihrer Beschwerden ab. Der Plan „Knorpelschaden" (siehe S. 50) eignet sich für jede Form von Verschleiß.

Tritt die Arthrose an der Innenseite auf, sollte man versuchen, Belastungen von der Innenseite auf die Außenseite zu verlagern. Das ist vor allem bei Achsenfehlstellungen (insbesondere bei ausgeprägten O-Beinen) nicht ganz einfach, hilft aber zumindest eine Zeit lang. Einen passenden Trainingsplan finden Sie auf S. 52 unter „Medial betonte Gonarthrose".

Bei der sogenannten „Pangonarthrose" kommt es zu umfangreichen Knorpelschäden im gesamten Knie, die nicht zu heilen sind. Das Ziel ist daher, durch das Training (siehe S. 54) die Beweglichkeit des Kniegelenks zu erhalten und möglichst viel Kraft zur Kompensation rund um das Kniegelenk aufzubauen.

Je mehr Muskulatur, desto besser. Dennoch sollte der Moment nicht verpasst

MEIN LIEBLINGSTIPP

Kleine Übungen können auch gut in den Alltag integriert werden. Machen Sie beispielsweise beim Zähneputzen leichte Kniebeugen. Oder stellen Sie sich auf ein Bein, heben Sie das andere an und halten Sie das Gleichgewicht.

Auch auf einem instabilen Untergrund können Sie Ihren Gleichgewichtssinn herausfordern: Stellen Sie sich auf ein Wackelbrett, eine Handtuchrolle oder ein Kissen und versuchen Sie, in Balance zu bleiben. Das geht auch nebenbei beim Fernsehen – und Spaß macht es obendrein!

werden, an dem man sich für einen künstlichen Gelenkersatz entscheidet (siehe auch S. 112).

Der Einstieg in die Übungen ist häufig die größte Herausforderung. Falls Sie merken, dass die Anzahl der Wiederholungen für Sie zu Beginn noch etwas zu hoch ist oder Übungen nicht ganz sauber klappen, kein Problem! Tasten Sie sich einfach langsam an das Programm der ersten Woche heran. Sie werden sehen, die Verbesserungen kommen ganz schnell, und haben Sie einmal die Empfehlungen für Woche 1 erreicht, dann wird Ihnen die weitere Steigerung viel weniger schwerfallen!

Wichtig: Sollten die Kniegelenke überwärmt sein und die Übungen nicht helfen, müssen Sie erst einmal eine Pause machen. Fangen Sie erst wieder mit dem Training an, wenn sich das Gelenk beruhigt hat.

Trainingsplan: Knorpelschaden

<table>
<tr><th></th><th>Woche 1</th><th>Woche 2</th><th>Woche 3</th><th>Woche 4</th><th>Woche 5</th></tr>
<tr><td>Übung</td><td colspan="5">7</td></tr>
<tr><td>Anzahl der Trainingseinheiten pro Woche</td><td colspan="5">3 bis 4</td></tr>
<tr><td>Anzahl der Sätze</td><td colspan="5">3</td></tr>
<tr><td>Anzahl der Wdh. pro Satz</td><td colspan="4">10</td><td>15</td></tr>
<tr><td>Übung</td><td colspan="5">10</td></tr>
<tr><td>Anzahl der Trainingseinheiten pro Woche</td><td colspan="5">3 bis 4</td></tr>
<tr><td>Anzahl der Sätze</td><td colspan="5">3</td></tr>
<tr><td>Anzahl der Wdh. pro Satz</td><td colspan="4">10</td><td>15</td></tr>
<tr><td>Übung</td><td colspan="4">15</td><td>12</td></tr>
<tr><td>Anzahl der Trainingseinheiten pro Woche</td><td colspan="5">jeden Tag</td></tr>
<tr><td>Anzahl der Sätze</td><td colspan="2">2</td><td colspan="2">3</td><td>2</td></tr>
<tr><td>Anzahl der Wdh. pro Satz</td><td>10</td><td>15</td><td>10</td><td>15</td><td>10</td></tr>
<tr><td>Übung</td><td colspan="5">21</td></tr>
<tr><td>Anzahl der Trainingseinheiten pro Woche</td><td colspan="5">jeden zweiten Tag,
alternierend mit Übung 22</td></tr>
<tr><td>Anzahl der Sätze</td><td colspan="5">3</td></tr>
<tr><td>Dauer</td><td colspan="2">20 Sek.</td><td colspan="2">25 Sek.</td><td>30 Sek.</td></tr>
<tr><td>Übung</td><td colspan="5">22</td></tr>
<tr><td>Anzahl der Trainingseinheiten pro Woche</td><td colspan="5">jeden zweiten Tag,
alternierend mit Übung 21</td></tr>
<tr><td>Anzahl der Sätze</td><td colspan="5">3</td></tr>
<tr><td>Dauer</td><td colspan="2">20 Sek.</td><td colspan="2">25 Sek.</td><td>30 Sek.</td></tr>
</table>

<table>
<tr><th>Woche 6</th><th>Woche 7</th><th>Woche 8</th><th>Woche 9</th><th>Woche 10</th><th>Woche 11</th><th>Woche 12</th></tr>
<tr><td colspan="7">7</td></tr>
<tr><td colspan="7">3 bis 4</td></tr>
<tr><td colspan="7">3</td></tr>
<tr><td colspan="3">15</td><td colspan="4">20</td></tr>
<tr><td colspan="7">10</td></tr>
<tr><td colspan="7">3 bis 4</td></tr>
<tr><td colspan="7">3</td></tr>
<tr><td colspan="3">15</td><td colspan="4">20</td></tr>
<tr><td colspan="3">12</td><td colspan="4">17 (einbeinig)</td></tr>
<tr><td colspan="7">jeden Tag</td></tr>
<tr><td>2</td><td colspan="2">3</td><td colspan="2">2</td><td colspan="2">3</td></tr>
<tr><td>15</td><td>10</td><td>15</td><td>10</td><td>15</td><td>10</td><td>15</td></tr>
<tr><td colspan="7">21</td></tr>
<tr><td colspan="7">jeden zweiten Tag,
alternierend mit Übung 22</td></tr>
<tr><td colspan="7">3</td></tr>
<tr><td>30 Sek.</td><td colspan="2">35 Sek.</td><td colspan="4">40 Sek.</td></tr>
<tr><td colspan="7">22</td></tr>
<tr><td colspan="7">jeden zweiten Tag,
alternierend mit Übung 21</td></tr>
<tr><td colspan="7">3</td></tr>
<tr><td>30 Sek.</td><td colspan="2">35 Sek.</td><td colspan="4">40 Sek.</td></tr>
</table>

Trainingsplan: Medial betonte Gonarthrose

	Woche 1	Woche 2	Woche 3	Woche 4	Woche 5
Übung	9				
Anzahl der Trainingseinheiten pro Woche	3 bis 4, idealerweise jeden zweiten Tag				
Anzahl der Sätze	2	3			
Anzahl der Wdh. pro Satz	10	10	15	20	
Übung	14				
Anzahl der Trainingseinheiten pro Woche	3 bis 4, idealerweise jeden zweiten Tag				
Anzahl der Sätze	2	3			
Anzahl der Wdh. pro Satz	10	10	15	20	
Übung	10				
Anzahl der Trainingseinheiten pro Woche	3 bis 4, idealerweise jeden zweiten Tag				
Anzahl der Sätze	2	3			
Anzahl der Wdh. pro Satz	10	10	15	20	
Übung	15				
Anzahl der Trainingseinheiten pro Woche	3 bis 4, idealerweise jeden zweiten Tag				
Anzahl der Sätze	2	3			
Anzahl der Wdh. pro Satz	10	10	15	20	
Übung	19				
Anzahl der Trainingseinheiten pro Woche	2				
Anzahl der Sätze	2				
Anzahl der Wdh. pro Satz	20		25		30
Übung	30				
Anzahl der Trainingseinheiten pro Woche	1 bis 2				
Anzahl der Sätze	1				
Dauer	etwa 1 Min. je Seite				

Woche 6	Woche 7	Woche 8	Woche 9	Woche 10	Woche 11	Woche 12
9						
3 bis 4, idealerweise jeden zweiten Tag						
3						
20						
14						
3 bis 4, idealerweise jeden zweiten Tag						
3						
20						
10						
3 bis 4, idealerweise jeden zweiten Tag						
3						
20						
15						
3 bis 4, idealerweise jeden zweiten Tag						
3						
20						
19						
2						
2						
30						
30						
1 bis 2						
1						
etwa 1 Min. je Seite						

Trainingsplan: Pangonarthrose

	Woche 1	Woche 2	Woche 3	Woche 4	Woche 5
Übung	1				
Anzahl der Trainingseinheiten pro Woche	jeden Tag				
Anzahl der Sätze	2				
Anzahl der Wdh. pro Satz	10				
Übung	4				5
Anzahl der Trainingseinheiten pro Woche	jeden zweiten Tag				
Anzahl der Sätze	3				
Anzahl der Wdh. pro Satz	5	10	15	20	5
Übung	8				
Anzahl der Trainingseinheiten pro Woche	jeden zweiten Tag, alternierend mit Übung 13				
Anzahl der Sätze	3				
Anzahl der Wdh. pro Satz	10	15	20	25	
Übung	13				
Anzahl der Trainingseinheiten pro Woche	jeden zweiten Tag, alternierend mit Übung 8				
Anzahl der Sätze	3				
Anzahl der Wdh. pro Satz	10	15	20	25	
Übung	20				
Anzahl der Trainingseinheiten pro Woche	jeden zweiten Tag				
Anzahl der Sätze	3				
Anzahl der Wdh. pro Satz	10	15	20	25	
Übung	24 und 25				
Anzahl der Trainingseinheiten pro Woche	jeden Tag				
Anzahl der Sätze	1 bis 5				
Anzahl der Wdh. pro Satz	immer mal wieder ein bisschen, durch die permanente Dehnung sollte sich der Bewegungsumfang verbessern				
Übung	30				
Anzahl der Trainingseinheiten pro Woche	täglich, insbesondere wenn das Kniegelenk sehr schmerzt				
Anzahl der Sätze	1				
Dauer	bis zu 3 Min.				

Woche 6	Woche 7	Woche 8	Woche 9	Woche 10	Woche 11	Woche 12
3						
jeden Tag						
2						
10						
5			6			
jeden zweiten Tag						
3						
10	15	20	5	10	15	20
8						
jeden zweiten Tag, alternierend mit Übung 13						
3						
25						
13						
jeden zweiten Tag, alternierend mit Übung 8						
3						
25						
20						
jeden zweiten Tag						
3						
25						
24 und 25						
jeden Tag						
1 bis 5						
immer mal wieder ein bisschen, durch die permanente Dehnung sollte sich der Bewegungsumfang verbessern						
30						
täglich, insbesondere wenn das Kniegelenk sehr schmerzt						
1						
bis zu 3 Min.						

WENN DER MENISKUS VERLETZT WIRD

„Ich habe Meniskus!" – das ist schon fast ein Klassiker unter allen Knieproblemen. Schäden an den „Stoßdämpfern" sind weitverbreitet. Dafür gibt es in der Regel drei Ursachen und mehrere Therapiemöglichkeiten. Schmerzen, Schwellungen und Bewegungseinschränkungen gehören zu den typischen Symptomen.

Häufig ist bei Meniskusverletzungen nicht eindeutig, welche Behandlung angemessen ist. Die richtige Empfehlung hängt von sehr vielen Faktoren ab, wie der genauen Lokalisation des Schadens, dem Alter, Aktivitätsgrad und Anspruch der Patienten, aber auch von Faktoren wie der Stabilität des Kniegelenks, der Muskelkraft oder der Beinachse. Der Mensch hat zwei Menisken pro Knie, je einen innen liegenden (medialen) Meniskus und einen außen liegenden (lateralen) Meniskus. Sie sind C-förmige Scheiben und bestehen aus Faserknorpelgewebe. Da sie zwischen den Gelenkflächen von Schienbein- und Oberschenkelknochen liegen, dämpfen sie bei jeder Belastung das Kniegelenk und schützen so die Knorpelflächen. Daher werden sie auch oft als Stoßdämpfer des Kniegelenks bezeichnet. Aber die Menisken haben noch mehr Funktionen, denn sie dienen dem Kniegelenk auch als Stabilisator. Sowohl der Innenmeniskus, der mit dem seitlichen Band innen verwachsen ist, als auch der Außenmeniskus tragen dazu bei, dass die Kniegelenke sich in einem ganz bestimmten Bereich beugen und strecken lassen und auch rotieren können. Denn gerade die Rotation des Unterschenkels ist eine wichtige Funktion der Kniegelenke, die häufig übersehen wird.

Betrachten wir einmal den Meniskus selbst: Er ist eigentlich gar nicht so empfindlich, doch kommt es einmal zur falschen „Scherbewegung", zum Beispiel wenn man sich das Kniegelenk verdreht, kann ein Schaden entstehen. Häufig spüren die Betroffenen einen scharfen und einschneidenden Schmerz auf der Innen- oder Außenseite des Kniegelenks. Für meniskusassoziierte Knieprobleme sind in der Regel zwei verschiedene Ursachen verantwortlich:

Die Anatomie des Meniskus

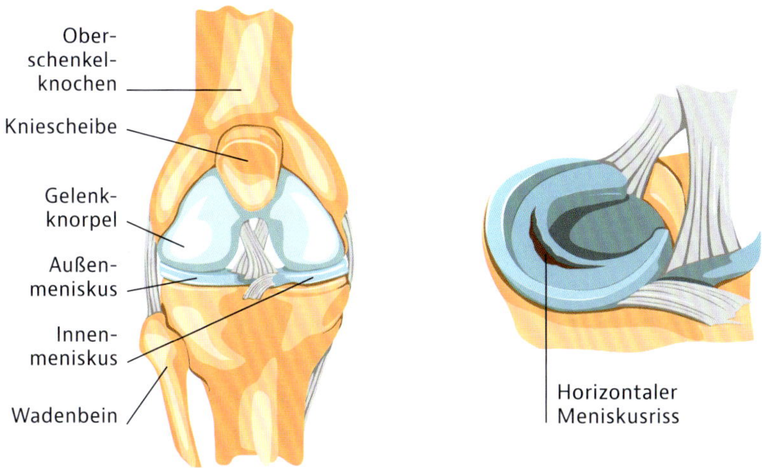

1. Verletzungen

Der Meniskusriss ist eine häufige Verletzung, die zum Beispiel bei Sportlern, aber auch bei Nichtsportlern auftreten kann. Ist das Knie plötzlich extremen Drehbewegungen ausgesetzt oder wird es übermäßig stark gebeugt, kann der Meniskus akut einreißen. Nicht selten nimmt bei einer solchen Verletzung auch eines der Bänder zumindest leichten Schaden. Das passiert leicht beim Sport, beispielsweise wenn der Fuß auf dem Hallenboden fixiert ist und der Oberkörper samt Kniegelenk unter voller Last abrupt in eine Richtung gedreht wird. Diesen Mechanismus nennt man Kniegelenksdistorsion. Meniskusverletzungen können aber natürlich auch bei Stürzen jeglicher Art oder anderen Unfällen auftreten.

2. Degenerative Veränderungen

Auch degenerative Erkrankungen wie Arthrose beeinflussen den Meniskus und führen zu einer Veränderung seiner Struktur. Im Alter verliert der Meniskus auch an Flüssigkeit und wird anfälliger für Risse. Diese beginnen meist an der Randfläche und sehen aus wie Fransen, die aus einem alten Teppich kommen. Mit zunehmender Belastung und Degeneration wird der Meniskus dann immer schwächer und auch größere Risse an der Basis sind möglich.

Schmerzende Drehbewegungen

Die Symptome eines Meniskusschadens können variieren, abhängig von der Schwere der Verletzung. Haben Sie häufig Knieschmerzen, die vor allem bei Belastungen oder Drehbewegungen an der Seite des Gelenks auftreten? Bereitet es Ihnen Schwierigkeiten, das Knie durchzudrücken? Das können erste Zeichen sein. Ist das Kniegelenk geschwollen, gerötet oder fühlt es sich besonders warm an? Auch das ist ein Meniskussymptom. Gelenkergüsse, also Flüssigkeitsansammlungen im Knie, gelten ebenfalls als typisch. Ein weiterer Hinweis: Bewegungen sind nur noch mit Einschränkungen möglich und es bereitet Schwierigkeiten, das Knie zu beugen oder zu strecken. Schmerzhafte akute Blockaden treten auf, wenn sich Teile des gerissenen Meniskus lösen und das Gelenk blockieren. Knirschen, Klicken oder das Gefühl, dass das Gelenk nicht mehr stabil ist, sind weitere Hinweise auf mögliche Schäden.

Am Anfang sind Meniskusschäden sehr schmerzhaft, doch gerade bei degenerativen Veränderungen lässt der Schmerz nach einer Weile nach. Solange keine Einklemmphänomene des Kniegelenks bestehen (wie häufiger bei sogenannten Korbhenkelrissen), können die Übungen meines Programms helfen, die Beweglichkeit wiederherzustellen und das Knie allgemein zu kräftigen.

Schonung als erste Hilfe

Bis Sie Hilfe erhalten, müssen Sie dann eine gewisse Zeit überbrücken. Zuerst einmal sollten Sie das Knie schonen. Das heißt: Bein hochlegen und kühlen. Das gilt vor allem am Anfang, denn Ruhe, Hochlagern, Eis und Kompression wirken gegen die Schwellung. Meist gehen die Schmerzen dann von allein zurück – vorausgesetzt natürlich, dass das Gelenk nicht übermäßig belastet wird. Meiden Sie alle Bewegungen, die Ihnen wehtun. Stützen Sie sich eventuell mit einer Gehstütze ab, damit weniger Gewicht auf dem Knie lastet. Entzündungshemmende Schmerzmittel helfen, die Zeit bis zur Behandlung zu überbrücken.

Diagnose mit MRT und Untersuchungen

Wenn Sie mit Kniebeschwerden eine orthopädische Praxis aufsuchen, werden in der Regel eine klinische Untersuchung und bildgebende Verfahren wie ein MRT gemacht. Die Behandlung hängt dann von der Art der Verletzung und dem Schweregrad ab.
Eine konservative Therapie kommt bei leichten Verletzungen infrage. Dafür sollten Sie sich – wie bei der ersten Hilfe – erst einmal schonen und die Schmerzen mit Medikamenten lindern. Auch Physiotherapie kann hilfreich sein. In einigen Fällen reichen Übungen aus, um die Symptome zu lindern und den Meniskus heilen zu lassen. Die

Genesung kann – je nach Ausmaß der Verletzung – einige Wochen bis Monate dauern. Erst danach ist das Knie wieder vollständig belastbar.
Wenn der Meniskus einen Riss hat, heilt der mit viel Glück wieder zusammen. Das passiert aber nur selten und wenn, dann bei ansatznahen Verletzungen, da hier die Durchblutung der Menisken noch ausreichend ist. Beschädigungen, die weiter in der Peripherie des Meniskus liegen, heilen eher nicht von allein. Auch eine Operation ändert nichts daran. In manchen Fällen kann eine arthroskopische Operation erforderlich sein, bei der der beschädigte Teil des Meniskus entfernt oder wenn möglich auch genäht wird. Allerdings muss sicher nicht jeder Meniskusschaden operiert werden.
Ob man sich bei einem Meniskusschaden für eine Operation entscheidet oder nicht, hängt von verschiedenen Faktoren ab – unter anderem von der Größe, der Ursache, der Form der Verletzung und der Intensität der Beschwerden. Ein paar Kriterien helfen bei den Überlegungen: Wenn ein Meniskus an der Basis eingerissen ist, sollte er schnell operiert werden, denn dann bestehen gute Chancen, dass er nach einer Naht wieder anheilt. Auch bei peripheren Rissen, wenn die Schmerzen sehr stark sind, das Knie immer wieder neu anschwillt und mehrwöchige konservative Behandlungen nichts gebracht haben, spricht das eher für eine Operation. Hier wird der abgerissene Teil einfach entfernt. Bei einem ansonsten gesunden Knie, das nur leichte Beschwerden macht, sieht man meist von einer OP ab. Ein gerissener Meniskus kann grundsätzlich genäht werden. In einigen Fällen, insbesondere bei schweren Meniskusverlusten von jungen Menschen, wird auch eine Transplantation oder das Einsetzen eines Kunstmeniskus in Betracht gezogen. Denn klar ist: Der Meniskus schützt das Kniegelenk vor einer Arthrose und daher sollte man immer versuchen, möglichst viel vom Meniskus zu erhalten.

Was Sie selbst tun können

- Legen Sie das betroffene Bein hoch und kühlen Sie es am Tag der Verletzung alle 2 bis 4 Stunden.
- Vermeiden Sie danach Überlastungen.
- Gehen Sie nicht in die tiefe Hocke, drehen oder beugen Sie das Gelenk nicht bei Schmerzen.
- Unterstützen Sie das Gelenk bei Aktivität ruhig überbrückend mit einer Bandage. Langfristig ist das keine Lösung, kurzfristig hilft es aber oft.
- Bei starken Schmerzen helfen entzündungshemmende Schmerzmittel.
- Fangen Sie mit den empfohlenen Übungen so langsam an, dass Sie keine Schmerzen dabei haben.
- Tragen Sie stabile Schuhe mit weichen Sohlen – und keine hohen Absätze.
- Nutzen Sie orthopädische Einlagen.

Trainingsplan: Meniskusschaden

<table>
<tr><th></th><th>Woche 1</th><th>Woche 2</th><th>Woche 3</th><th>Woche 4</th><th>Woche 5</th></tr>
<tr><td>Übung</td><td colspan="4">1</td><td>3</td></tr>
<tr><td>Anzahl der Trainingseinheiten pro Woche</td><td colspan="5">jeden Tag</td></tr>
<tr><td>Anzahl der Sätze</td><td colspan="5">1</td></tr>
<tr><td>Anzahl der Wdh. pro Satz</td><td>5</td><td>10</td><td>15</td><td>20</td><td>5</td></tr>
<tr><td>Übung</td><td colspan="4">4</td><td>5</td></tr>
<tr><td>Anzahl der Trainingseinheiten pro Woche</td><td colspan="5">jeden Tag</td></tr>
<tr><td>Anzahl der Sätze</td><td colspan="2">2</td><td colspan="2">3</td><td>2</td></tr>
<tr><td>Dauer</td><td colspan="4">10 Sek.</td><td>15 Sek.</td></tr>
<tr><td>Übung</td><td colspan="5">8</td></tr>
<tr><td>Anzahl der Trainingseinheiten pro Woche</td><td colspan="5">jeden zweiten Tag,
alternierend mit Übung 12</td></tr>
<tr><td>Anzahl der Sätze</td><td>1</td><td>2</td><td>3</td><td colspan="2">4</td></tr>
<tr><td>Anzahl der Wdh. pro Satz</td><td>10</td><td>15</td><td colspan="3">20</td></tr>
<tr><td>Übung</td><td colspan="5">12</td></tr>
<tr><td>Anzahl der Trainingseinheiten pro Woche</td><td colspan="5">jeden zweiten Tag,
alternierend mit Übung 8</td></tr>
<tr><td>Anzahl der Sätze</td><td>1</td><td>2</td><td>3</td><td colspan="2">4</td></tr>
<tr><td>Anzahl der Wdh. pro Satz</td><td>10</td><td>15</td><td colspan="3">20</td></tr>
</table>

<table>
<tr><th>Woche 6</th><th>Woche 7</th><th>Woche 8</th><th>Woche 9</th><th>Woche 10</th><th>Woche 11</th><th>Woche 12</th></tr>
<tr><td colspan="3">3</td><td colspan="4">2</td></tr>
<tr><td colspan="7">jeden Tag</td></tr>
<tr><td colspan="7">1</td></tr>
<tr><td>10</td><td>15</td><td>20</td><td>5</td><td>10</td><td>15</td><td>20</td></tr>
<tr><td colspan="3">5</td><td colspan="4">5 (einbeinig)</td></tr>
<tr><td colspan="7">jeden Tag</td></tr>
<tr><td colspan="3">2</td><td colspan="2">2 (jedes Bein)</td><td colspan="2">2 (jedes Bein)</td></tr>
<tr><td>20 Sek.</td><td>25 Sek.</td><td>30 Sek.</td><td colspan="2">20 Sek.</td><td colspan="2">25 Sek.</td></tr>
<tr><td colspan="7">8</td></tr>
<tr><td colspan="7">jeden zweiten Tag,
alternierend mit Übung 12</td></tr>
<tr><td colspan="7">4</td></tr>
<tr><td colspan="7">20</td></tr>
<tr><td colspan="7">12</td></tr>
<tr><td colspan="7">jeden zweiten Tag,
alternierend mit Übung 8</td></tr>
<tr><td colspan="7">4</td></tr>
<tr><td colspan="7">20</td></tr>
</table>

BURSITIS: ENTZÜNDUNG DER SCHLEIMBEUTEL

Wer zu lange auf den Knien sitzt oder sie auf andere Weise überlastet, kann davon eine Schleimbeutelentzündung im Kniegelenk bekommen. Die ist meist gut behandelbar, sollte aber nicht dauernd wiederkommen.

Es ist die Krankheit der Gärtner und Fliesenleger: Wer viel hocken oder knien muss, reizt die Schleimbeutel. Verletzungen, Schläge, Stöße oder verschiedene Formen besonderer Druckbelastungen können ebenso eine Bursitis im Kniegelenk auslösen wie Rheuma, Gicht, Stoffwechselerkrankungen oder Arthrose. Es handelt sich dabei um eine schmerzhafte Entzündung einer der Schleimbeutel in der Nähe des Knies. Diese Beutel sind kleine mit Flüssigkeit gefüllte Säcke, die als Puffer zwischen Knochen, Sehnen und Muskeln dienen, um Reibung und Druck zu reduzieren.

Vor und unter der Kniescheibe

Im ganzen Körper gibt es mehr als 150 Schleimbeutel. Etwas bekannter als der am Knie ist ein Schleimbeutel am Ellenbogen, wo der schmerzhafte „Studentenellenbogen" gerne entsteht, wenn man sich zu lange auf hartem Untergrund aufstützt. Die beiden häufigsten Formen der Schleimbeutelentzündungen am Knie sind die Präpatellabursitis (die sich vor der Kniescheibe befindet) und die Infrapatellabursitis unter der Kniescheibe. Die Hauptursachen der Kniebursitis sind in der Regel Überbeanspruchung, Reibung oder Druck. Die Symptome hängen davon ab, welcher Schleimbeutel betroffen ist. Meist beginnt es mit einem reibenden Gefühl. Die Gelenkflüssigkeit vermehrt sich, bis ein prall-elastischer Erguss daraus wird.

Schleimbeutel wachsen nach

Die Therapie mit entzündungshemmenden Medikamenten und Physiotherapie ist in vielen Fällen erfolgreich. Wird die Bursitis chronisch, können Kniespezialisten den Schleimbeutel mit minimalinvasiven Eingriffen entfernen. Das Problem ist dann nur, dass einmal entfernte Schleimbeutel nachwachsen, weil der Körper sie selbst bilden kann und benötigt, damit sie ihre eigentliche Funktion erfüllen können, nämlich eine Gleitfläche für Gelenkbewegungen zu sein.

DIE KNIESCHEIBE

Sie ist zwar klein, aber enorm wichtig – und leider auch sehr anfällig. Wenn etwas mit der Patella nicht in Ordnung ist, kommt es zu Schmerzen, Schwellungen, Steifheit, Instabilität oder Knirschen.

Die Kniescheibe ist ein kleiner Knochen, der vorne am Kniegelenk sitzt und eine wichtige Rolle bei der Stabilität und Beweglichkeit des Knies spielt. Probleme mit der Patella, so der medizinische Ausdruck, sind weitverbreitet und erfordern unterschiedliche Behandlungen.

Beginnen wir mit der Patelladysplasie. Bei dieser angeborenen Erkrankung ist die Kniescheibe nicht richtig ausgebildet und passt nicht optimal in die dafür vorgesehene Rinne am Oberschenkelknochen. Dies kann zu Instabilität und Schmerzen führen. Bei der Kniescheibenverrenkung rutscht die Kniescheibe aus ihrer normalen Position heraus, was sehr schmerzhaft ist und meistens auch zu Verletzungen an den Bändern und Weichteilen führt. Die Patellatendinitis (Patellasehnentendinitis oder -tendinopathie), auch als Patellaspitzensyndrom oder vorderer Knieschmerz bezeichnet, ist eine Überlastung der Sehne, die die Kniescheibe mit dem Schienbein verbindet. Auch hier gehören Schmerzen und Schwellungen zu den Folgen. Ist der Knorpel auf der Rückseite der Kniescheibe weich und abgenutzt, spricht man von Chondromalacia patellae, einer Knorpelkrankheit der Kniescheibe.

Ursachen und Symptome

Angeborene zu flache rückwärtige Gelenkflächen oder auch Achsfehlstellungen wie X- oder O-Beine können die Entstehung von Beschwerden begünstigen. Aber auch Bindegewebsschwächen oder Unfälle führen zu Schäden. Insbesondere ein direkter Schlag aufs Knie oder ein unmittelbarer Sturz auf das Kniegelenk können zu Schäden im Gelenkknorpel hinter der Kniescheibe (der Patellarückfläche) führen. Wer oft Schuhe mit hohen Absätzen oder harten Sohlen trägt, ständig auf hartem Untergrund läuft oder das Knie bei Sportarten mit vielen abrupten Start- und Stoppbewegungen überlastet, ist ebenfalls gefährdet. Die Symptome von Kniescheibenproblemen sind oft genau zu lokalisieren und liegen direkt vor oder unter der Kniescheibe.

WENN DIE KNIESCHEIBE HERAUSSPRINGT

Der Schmerz ist groß und erst einmal haut eine Kniescheibenverrenkung den Betroffenen regelrecht die Beine unterm Körper weg. Mit etwas Glück gleitet die Kniescheibe von allein zurück. Ansonsten ist ärztliche Hilfe dringend notwendig.

Eine Kniescheibenverrenkung – medizinisch „Patellaluxation" – bedeutet, dass die Kniescheibe aus ihrem Gleitlager zwischen den Oberschenkelknochen herausspringt. Normalerweise „läuft" sie beim Beugen und Strecken in der sogenannten Trochlea, einer rinnenförmigen, mit Knorpelgewebe überzogenen Struktur innerhalb des Gelenks, nach oben und unten. Die Kniescheibe hat die Aufgabe, Kräfte von der vorderen Oberschenkelmuskulatur auf die Unterschenkel zu übertragen. Dafür, dass sie sprichwörtlich aus der Fassung gerät, gibt es zwei Gründe: Zum einen kann ein Schlag gegen die Innenseite des

Patellaluxation

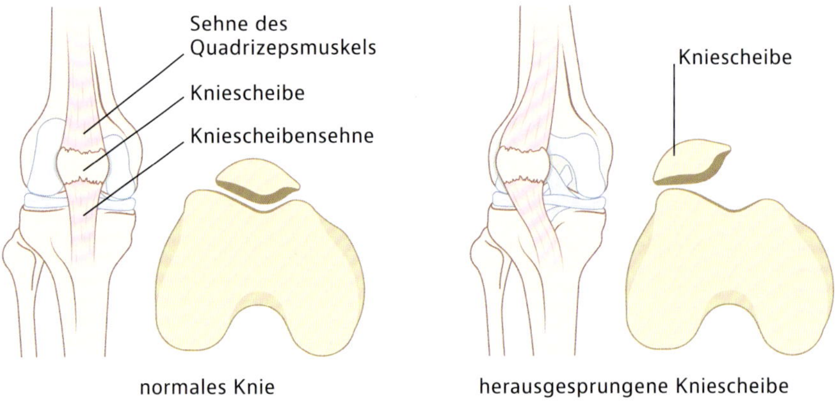

normales Knie — herausgesprungene Kniescheibe

Gelenks die Kniescheibe aus der Bahn werfen (traumatische Patellaluxation), zum anderen sind insbesondere Patientinnen oder Patienten gefährdet, bei denen das Gleitlager am Oberschenkel oder die Form der Kniescheibe nicht gut ausgebildet ist (habituelle Patellaluxation). Eine Kniescheibenverrenkung tritt dann vor allem schon im jugendlichen Alter auf. In solchen Fällen kommt es meist mehrfach zur Kniescheibenluxation. Grundsätzlich gilt: Ist die Kniescheibe einmal herausgesprungen, kann es immer wieder passieren.

Heftiger Schmerz

Die Symptome sind nicht zu übersehen: Den Betroffenen sackt das Kniegelenk förmlich weg. Häufig gehen sie direkt zu Boden. Das Bein ist geschwollen und an der Vorderseite sehr druckempfindlich. Die Kniescheibe ist seitlich gut sicht- und tastbar. Lässt sich das Bein nicht mehr strecken, ist es ratsam, den Notarzt zu rufen oder sich in eine Arztpraxis fahren zu lassen. Ärztinnen und Ärzte erkennen die Verschiebung meist auf den ersten Blick. Eine Kniescheibe kann entweder von selbst „zurückspringen" oder Ärzte drücken sie – gegebenenfalls unter Narkose – wieder in ihre Gleitschiene hinein. Kälte, Schmerzmittel und drei bis sechs Wochen Schonung mit Schiene oder Gips gehören danach zur konservativen Therapie. In diesem Rahmen sollte man unbedingt auch die Oberschenkelmuskeln stärken. Je nach Ausprägung und Alter des Patienten geht es aber nicht immer ohne Operation. Insbesondere bei jungen Menschen mit wiederholten Verrenkungen oder Luxationen der Kniescheiben reicht eine konservative Therapie nicht. Bei Operationen gibt es viele verschiedene Verfahren, die alle das Ziel haben, die Kniescheibe zu stabilisieren. Wird durch die Luxation ein weiterer Schaden am Kniegelenk erwartet, sind Röntgenaufnahmen, Ultraschall oder Kernspin nötig. Bei der traumatischen Kniescheibenluxation wird in manchen Fällen leider viel im Kniegelenk zerstört. So können zum Beispiel die Bänder an der Innenseite abreißen, weil die Kniescheibe nach außen „luxiert". Oder der Oberschenkelknorpelanteil an der Außenseite wird stark geschädigt, weil die Kniescheibe mit viel Druck über diese Kante „herüberrutscht".

Was Sie selbst tun können

- Bauen Sie Muskeln auf, die das Knie stabilisieren.
- Tragen Sie beim Sport Kniescheibenbandagen, wenn Sie gefährdet sind.
- Meiden Sie Bewegungen, solange die Gelenke noch kalt sind. Wärmen Sie sich immer gut auf.
- Besser sind schonende Sportarten.
- Eine Bewegungs- und Laufanalyse kann helfen, Ihr Luxationsrisiko darzustellen.

Trainingsplan: Verrenkung Kniescheibe

	Woche 1	Woche 2	Woche 3	Woche 4	Woche 5
Übung	**9**				
Anzahl der Trainingseinheiten pro Woche	2 bis 3				
Anzahl der Sätze	2	3			
Anzahl der Wdh. pro Satz	10	10	15	20	
Übung	**14**				
Anzahl der Trainingseinheiten pro Woche	2 bis 3				
Anzahl der Sätze	2	3			
Anzahl der Wdh. pro Satz	10	10	15	20	
Übung	**11**				
Anzahl der Trainingseinheiten pro Woche	2 bis 3				
Anzahl der Sätze	2	3			
Anzahl der Wdh. pro Satz	10	10	15	20	
Übung	**19**				
Anzahl der Trainingseinheiten pro Woche	jeden Tag, alternierend mit Übung 28 und 30				
Anzahl der Sätze	1			2	
Anzahl der Wdh. pro Satz	5	8	10	8	10
Übung	**28**				
Anzahl der Trainingseinheiten pro Woche	jeden Tag, alternierend mit Übung 19 und 30				
Anzahl der Sätze	1			2	
Anzahl der Wdh. pro Satz	5	8	10	8	10
Übung	**30**				
Anzahl der Trainingseinheiten pro Woche	jeden Tag, alternierend mit Übung 19 und 28				
Anzahl der Sätze	1			2	
Anzahl der Wdh. pro Satz	5	8	10	8	10

Woche 6	Woche 7	Woche 8	Woche 9	Woche 10	Woche 11	Woche 12
			9			
			2 bis 3			
			3			
			20			
			14			
			2 bis 3			
			3			
			20			
			11			
			2 bis 3			
			3			
			20			
			19			
			jeden Tag, alternierend mit Übung 28 und 30			
			2			
			10			
			28			
			jeden Tag, alternierend mit Übung 19 und 30			
			2			
			10			
			30			
			jeden Tag, alternierend mit Übung 19 und 28			
			2			
			10			

AUTSCH, MEIN KNIE!

Sie müssen nicht stundenlang joggen, um sich diese schmerzhaft stechende Verletzung an der Außenseite des Kniegelenks zuzuziehen. Auch Radfahren, Rudern oder Fehlstellungen können ein Läuferknie verursachen. Zum Glück lässt es sich gut behandeln, wenn man ein paar Regeln beachtet.

Ein Läuferknie muss ja wohl von zu viel Laufen kommen, oder? Der Name legt das nahe, doch es ist nicht ganz richtig, denn die Ursachen sind vielfältig. Bei einem Läuferknie – medizinisch Iliotibiales Bandsyndrom, abgekürzt ITBS – handelt es sich um eine klassische Überlastungsverletzung, an der der sogenannte Tractus iliotibialis beteiligt ist. Diese bindegewebsartige Struktur wird unter anderem aus großen Anteilen der Pomuskulatur gebildet und zieht sich über den seitlichen Oberschenkel und das Kniegelenk. Der Sehnenfaserstrang ist einer der wesentlichen Stabilisatoren zwischen Rumpf und Beinen und wird daher intensiv gefordert. Möglicherweise kommt es bei Bewegungen im Hüft- und Kniebereich zu schmerzhaftem Scheuern zwischen Sehne und Muskeln. Die auslösenden Bewegungen sind so klein, dass man sie normalerweise gar nicht bemerken würde, doch sobald sie sich ständig wiederholen, verstärkt sich die Reibung. Das Gewebe wird überstrapaziert, entzündet sich und löst stechende, reibende oder ziehende Schmerzen aus.

ITBS – Das Läuferknie

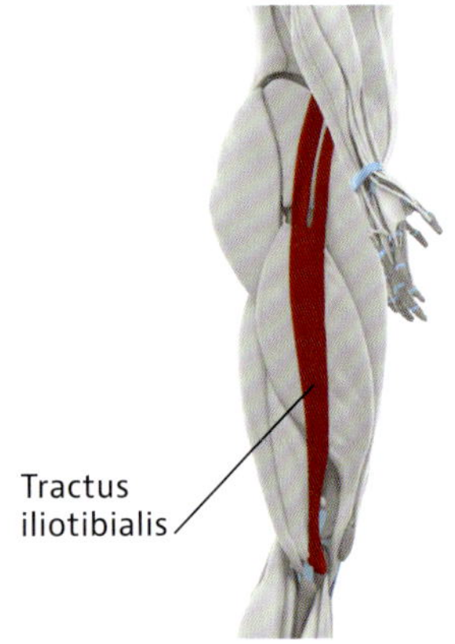

Falscher Laufstil, schlechte Schuhe

Das Läuferknie tritt nicht nur bei Läufern auf, sondern auch bei Menschen mit Fuß- oder Achsfehlstellungen wie ausgeprägten O-Beinen. Bei X-Beinen kann es passieren, dass die hohe Spannung des Tractus iliotibialis nicht nur am Knie Beschwerden auslöst, sondern auch die Pomuskulatur so verfestigt, dass es wehtut. Ein Läuferknie entwickelt sich manchmal auch beim Radfahren oder beim Rudern. Ein falscher Laufstil, verkürzte Muskulatur oder unpassende Schuhe können ebenfalls die Ursache sein. Häufig trifft es auch Männer mit einem großen Bauchumfang bei sehr schlanken Beinen. Um die Ursache zu finden, muss man letztendlich immer den gesamten Bewegungsablauf betrachten.

Im Akutfall Schonung

Wer regelmäßig sportlich läuft, merkt meist lange Zeit nichts davon, bis es etwa nach einer Viertelstunde an der Außenseite des Oberschenkels zieht. Das Ziehen verstärkt sich zunehmend. Am Ende ist es so stark, dass man nicht mehr weiterlaufen kann. Typisches Zeichen: Wenn man an der Außenseite drückt, tut es richtig weh. Auch beim Treppensteigen kann es zu Schmerzen kommen. Meist hören die Betroffenen dann erst einmal auf und die Beschwerden lassen nach. Das ist auch die erste Form von Hilfe. Es nützt gar nichts, wenn Sie versuchen, die Zähne zusammenzubeißen und weiterzulaufen. Die Schmerzen kommen wieder, sobald Sie wieder trainieren. Wer schon lange ein Läuferknie hat, spürt die Beschwerden manchmal sogar im Ruhezustand. Im Akutfall ist erst einmal Schonung angesagt. Dann sollten Therapiemaßnahmen losgehen.

Langsam starten

Mit einer konservativen Behandlung ist den meisten Betroffenen geholfen. Wer sich ausreichend schont und die Muskulatur stärkt, ist in der Regel nach sechs bis acht Wochen wieder fit und kann langsam (!) wieder mit dem alten Training beginnen. Arzt oder Ärztin ertasten das Problem relativ sicher auch ohne bildgebende Verfahren. Kühlung, entzündungshemmende Salben und gegebenenfalls Schmerzmedikamente gehören zu den Erste-Hilfe-Maßnahmen. In manchen Fällen werden auch Kortisonpräparate gespritzt. Physiotherapien haben das Ziel, die Muskulatur des gesamten Beines zu stärken, insbesondere die innenseitigen Muskeln. Eine Mischung aus Kräftigung, viel Dehnen und Muskelpflege durch „Ausrollen" auf der Faszienrolle ist ideal. Sind Beinachsenabweichungen die Ursache, können Einlagen gegensteuern. Manchmal hilft es auch, die Laufschuhe zu wechseln oder beim Radfahren die Sitzposition und die Fußstellung zu ändern.

Trainingsplan: ITB-Syndrom

<table>
<tr><th></th><th>Woche 1</th><th>Woche 2</th><th>Woche 3</th><th>Woche 4</th><th>Woche 5</th></tr>
<tr><td>Übung</td><td>9</td><td>14</td><td>9</td><td>14</td><td>9</td></tr>
<tr><td>Anzahl der Trainingseinheiten pro Woche</td><td colspan="5">2 bis 3</td></tr>
<tr><td>Anzahl der Sätze</td><td>2</td><td colspan="4">3</td></tr>
<tr><td>Anzahl der Wdh. pro Satz</td><td>10</td><td>10</td><td colspan="3">15</td></tr>
<tr><td>Übung</td><td colspan="5">11</td></tr>
<tr><td>Anzahl der Trainingseinheiten pro Woche</td><td colspan="5">2 bis 3</td></tr>
<tr><td>Anzahl der Sätze</td><td>2</td><td colspan="4">3</td></tr>
<tr><td>Anzahl der Wdh. pro Satz</td><td>10</td><td>10</td><td colspan="3">15</td></tr>
<tr><td>Übung</td><td colspan="5">7</td></tr>
<tr><td>Anzahl der Trainingseinheiten pro Woche</td><td colspan="5">2 bis 3</td></tr>
<tr><td>Anzahl der Sätze</td><td>2</td><td colspan="4">3</td></tr>
<tr><td>Anzahl der Wdh. pro Satz</td><td>10</td><td>10</td><td colspan="3">15</td></tr>
<tr><td>Übung</td><td colspan="5">8</td></tr>
<tr><td>Anzahl der Trainingseinheiten pro Woche</td><td colspan="5">2 bis 3</td></tr>
<tr><td>Anzahl der Sätze</td><td>2</td><td colspan="4">3</td></tr>
<tr><td>Anzahl der Wdh. pro Satz</td><td>10</td><td>10</td><td colspan="3">15</td></tr>
<tr><td>Übung</td><td colspan="5">13</td></tr>
<tr><td>Anzahl der Trainingseinheiten pro Woche</td><td colspan="5">2 bis 3</td></tr>
<tr><td>Anzahl der Sätze</td><td>2</td><td colspan="4">3</td></tr>
<tr><td>Anzahl der Wdh. pro Satz</td><td>10</td><td>10</td><td colspan="3">15</td></tr>
</table>

Woche 6	Woche 7	Woche 8	Woche 9	Woche 10	Woche 11	Woche 12
14	9	14	9	14	9	14
			3			
			3			
			15			
			11			
			2 bis 3			
			3			
			15			
			7			
			2 bis 3			
			3			
			15			
			8			
			2 bis 3			
			3			
			15			
			13			
			2 bis 3			
			3			
			15			

KREUZBANDRISS: EIN KNALL MIT FOLGEN

Meistens passiert es beim Sport. Eine falsche Drehbewegung – und das Kreuzband reißt. Manche können danach einfach weitermachen. Andere sind erst nach ein paar Wochen Therapie wieder in der Lage zu laufen. Und in den meisten Fällen ist leider eine Operation unumgänglich.

Meist beginnt das Drama mit einem hörbaren Knacks. Die Verletzten gehen zu Boden, bleiben aber nicht unbedingt liegen. Der Schreck ist zwar groß, die Schmerzen aber erst einmal nicht. Die kommen erst später, denn mit dem Band reißt auch der gut durchblutete Schleimhautschlauch. Blut fließt ins Knie. Das schwillt an – und jetzt tut es weh. Was ist passiert? Das Kreuzband ist gerissen. Das Kniegelenk hat zwei Kreuzbänder, die diagonal durch die Mitte des Gelenks laufen. Sie stabilisieren das Gelenk insbesondere nach vorne und nach hinten, spielen aber auch bei Rotationsbewegungen eine wichtige Rolle. Die Kreuzbänder haben zusätzlich sensorische Funktionen, da sie über Nerven dem zentralen Nervensystem mitteilen, wie die Lage des Kniegelenks ist. Die Ursachen für die meisten Kreuzbandverletzungen sind Sportunfälle oder Bewegungen, bei denen man ein X-Bein macht, während das Bein abgespreizt ein wenig nach außen rotiert. Erstaunlich: Obwohl ein Riss sehr wehtut, können viele Menschen damit weiterlaufen. Manche fahren sogar Ski oder schießen Tore – wie der Fußballprofi Otto Addo, der 2003 im UEFA-Pokal mit einem gerissenen Kreuzband das 1:0 für Borussia Dortmund gegen Austria Wien erzielte.

Riss des vorderen Kreuzbandes

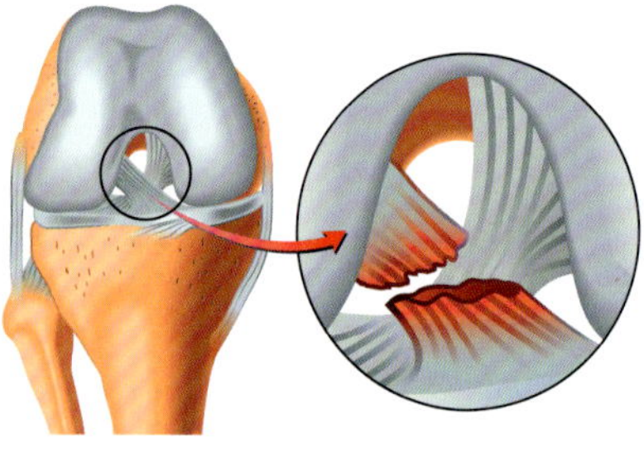

Riss des hinteren Kreuzbandes

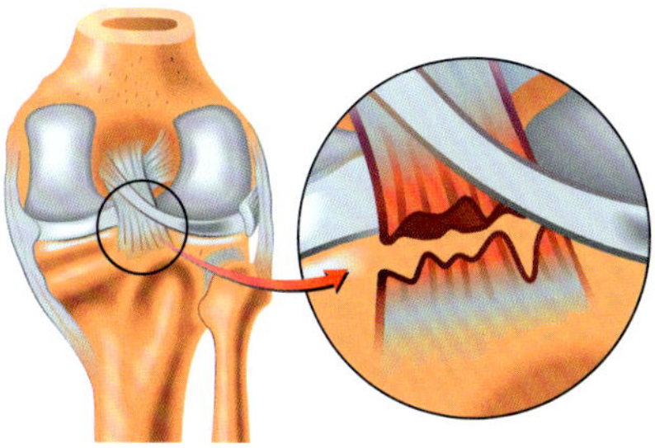

Skifahren und Ballsportarten

Besonders gefährdet sind die Kreuzbänder bei Sportarten wie Skifahren, Fußball, Handball oder Basketball. Manche Menschen kommen mit einem Kreuzbandriss gut zurecht und merken wenig von der daraus resultierenden Instabilität. Denn anders als bei Seitenbandverletzungen ist diese Instabilität nicht so schlimm; man bemerkt sie oft nur bei Rotationen oder zum Beispiel, wenn man eine Treppe heruntergeht. Für die Betroffenen gilt erst einmal: Legen Sie das Bein zunächst hoch, kühlen Sie es und suchen Sie dann möglichst schnell eine Arztpraxis auf. Dort wird das Knie eingehend untersucht. Ein MRT gibt genaue Bilder der Bänder und auch der Menisken und Knorpelstrukturen, um Begleitverletzungen zu erkennen. Wird ein Kreuzbandriss nicht operiert, wird meist vorübergehend eine Orthese verordnet, die die Beugung des Kniegelenks limitiert, sodass die verletzten Regionen entlastet werden und das Gelenk weder nach innen noch nach außen wegknicken kann – leider nicht ganz ohne Nebenwirkungen. Denn bei einer Orthesenbehandlung verliert das Kniegelenk an Beweglichkeit (besonders in der Streckung) und an Muskulatur. Bei der konservativen Therapie stehen Übungen im Vordergrund, die die Stabilität des Kniegelenks durch Krafttraining fördern. Allerdings lässt sich kein allgemeines Trainingsprogramm erstellen, da die Art der Übungen von der Stabilität des Kniegelenks abhängt. Die Übungen meines Programmes trainieren deshalb die vordere und hintere Muskelkette. Die eher dynamischen Übungen geben Aufschluss darüber, ob man das Kniegelenk schon ausreichend stabilisieren kann.

Operation mit Bandersatz

Sollte eine Operation erforderlich sein, ist das (außer bei zusätzlichen Verletzungen) nicht eilig. Meist wartet man ein paar Wochen ab, bis die akute Entzündungsphase vorbei ist. Die Operationsmethode hängt von der Art der Verletzung ab. Unter anderem kann man das gerissene Band mit Teilen aus der Kniescheibensehne oder aus den vorderen oder hinteren Oberschenkelmuskelsehnen ersetzen.

WENN BÄNDER SICH VERLETZEN

Beim Sport das Knie verdreht und jetzt tut es weh? Bandverletzungen am Knie kommen vor allem bei Sportlerinnen und Sportlern vor und betreffen nicht nur das Kreuzband – auch die Seitenbänder sind sehr verletzungsanfällig.

Wenn es passiert, kann es sich anfühlen, als ob das Knie reißt. Das Gelenk wird warm und es ist leicht geschwollen. Je nachdem, was geschehen ist, tritt der Schmerz an der Innen- oder Außenseite auf. Neben den Kreuzbändern haben auch die Seitenbänder, das Band zwischen Kniescheibe und Unterschenkel und ein kleines Band zwischen Kniescheibe und Oberschenkel eine besondere Bedeutung.

Seitenbänder

Das Kniegelenk hat zwei Seitenbänder, eins innen und eins außen. Das innere Band ist mit dem Innenmeniskus verwachsen; es hat einen oberflächlichen Teil und einen tiefen Anteil. Seitenbandrisse sind schmerzhaft und machen es sehr schwer, das Kniegelenk gut zu kontrollieren. Risse der Seitenbänder sind in der Regel die Folge von Unfällen. Die Lebensqualität der Betroffenen ist danach sehr eingeschränkt, oft mehr als nach einem Kreuzbandriss, denn das Gelenk kann sich nicht mehr in die betroffene Richtung stabilisieren. Selbst Radfahren ist in solchen Fällen oft schwierig, weil das Bein sogar beim Strecken und beim Beugen leicht zur Seite wegknicken kann. Das Außenband hat einen kleinen Abstand zum eigentlichen Kniegelenk und sitzt weiter außen. Daher ist es auch bei gesunden Menschen in der Beugung leicht „aufklappbar", sodass Drehbewegungen möglich sind.

Die Patellasehne

Die Kniescheibensehne ist das Band zwischen Kniescheibe und Unterschenkel. Über sie werden alle Kräfte des Oberschenkels an den Unterschenkel weitergeleitet. Bei jedem Strecken wird sie belastet. Patellasehnen reißen sehr selten, da sie stark und robust sind. Sie entzünden sich allerdings leicht, insbesondere bei Menschen, die nach einer längeren Pause wieder anfangen, Sport zu treiben.

MPFL

Das sogenannte MPFL (Mediales Patellofemorales Ligament) ist ein dreieckiges Halteband der Kniescheibe. Es verbindet die Scheibe mit dem Oberschenkelknochen auf der Innenseite. Diese Sehne ist nicht bei jedem Menschen gleich dick und in Sachen Stärke weder mit Kreuz- und Seitenbändern noch mit der Kniescheibensehne zu vergleichen. Bei Patientinnen und Patienten, die regelmäßig mit verschobenen Kniescheiben zu tun haben, ist die Sehne häufig nicht stark genug ausgeprägt, was dazu führt, dass die Kniescheibe leichter herausspringt. Bei Kniescheibenverrenkung kommt es häufig zu einem Riss des MPFL, das dann im Rahmen einer Operation rekonstruiert wird.

SO WIRD BEHANDELT

In der Arztpraxis macht man verschiedene Tests, um die Stabilität der Bänder zu untersuchen. Wird ein bildgebendes Verfahren benötigt, steht das MRT an erster Stelle. Ob eine Operation sinnvoll ist, hängt unter anderem von der Art der Bänder ab. Bei verletzten Seitenbändern ist eine konservative Therapie meist erfolgreich, während beim Kreuzbandriss eher operiert wird.

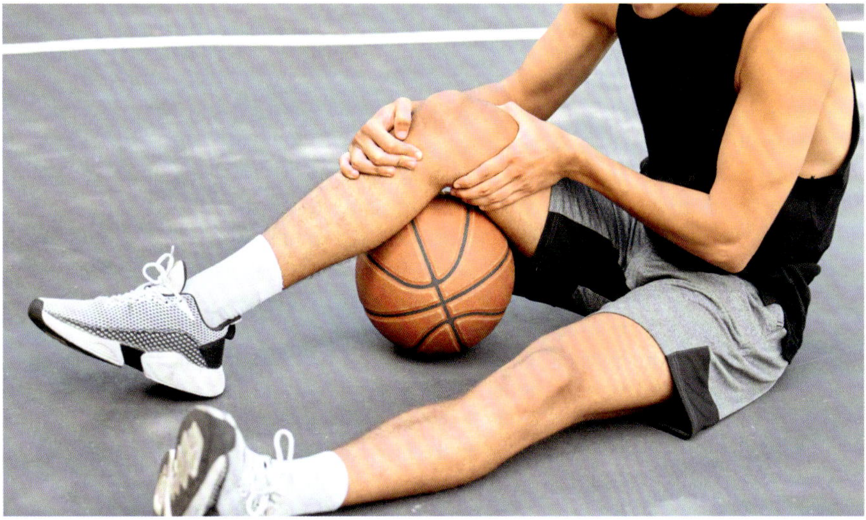

Trainingsplan: Bandrupturen

	Woche 1	Woche 2	Woche 3	Woche 4	Woche 5
Übung	4	2	4	2	4
Anzahl der Trainingseinheiten pro Woche	jeden Tag				
Anzahl der Sätze	2	3			
Anzahl der Wdh. pro Satz	5	5	8	10	12
Übung	6				
Anzahl der Trainingseinheiten pro Woche	jeden zweiten Tag				
Anzahl der Sätze	1	2	3		
Anzahl der Wdh. pro Satz	8	8	8	10	12
Übung	7				
Anzahl der Trainingseinheiten pro Woche	jeden zweiten Tag				
Anzahl der Sätze	1	2	3		
Anzahl der Wdh. pro Satz	8	8	8	10	12
Übung	8				
Anzahl der Trainingseinheiten pro Woche	jeden zweiten Tag				
Anzahl der Sätze	1	2	3		
Anzahl der Wdh. pro Satz	8	8	8	10	12
Übung	11 und 12				
Anzahl der Trainingseinheiten pro Woche	jeden zweiten Tag				
Anzahl der Sätze	1	2	3		
Anzahl der Wdh. pro Satz	8	8	8	10	12
Übung	17	18	17	18	17
Anzahl der Trainingseinheiten pro Woche	jeden zweiten Tag				
Anzahl der Sätze	1	2	3		
Anzahl der Wdh. pro Satz	8	8	8	10	12

Woche 6	Woche 7	Woche 8	Woche 9	Woche 10	Woche 11	Woche 12
2	4	2	4	2	4	2
jeden Tag						
3						
15	18	20				
6						
jeden zweiten Tag						
3						
14	16	18	20			
7						
jeden zweiten Tag						
3						
14	16	18	20			
8						
jeden zweiten Tag						
3						
14	16	18	20			
11 und 12						
jeden zweiten Tag						
3						
14	16	18	20			
18	17	18	17	18	17	18
jeden zweiten Tag						
3						
14	16	18	20			

BAKERZYSTE

Wenn sich zu viel Gelenkflüssigkeit im Knie ansammelt, kann es zur Ausbildung einer Zyste in der Kniekehle kommen. Die Flüssigkeitsansammlung ist meist harmlos, kann aber schmerzhaft sein.

Eine Bakerzyste, auch Poplitealzyste genannt, ist ein mit Flüssigkeit gefüllter Sack, der sich an der Rückseite des Kniegelenks bildet. Die Zyste ist nach dem Chirurgen benannt, der sie erstmals beschrieben hat: William Morrant Baker.

Bakerzysten werden oft durch eine zugrunde liegende Erkrankung verursacht (zum Beispiel durch Arthritis oder einen Riss im Meniskus), die zu einer Ansammlung von Flüssigkeit im Kniegelenk führt. Die überschüssige Flüssigkeit bildet

PATIENTENGESCHICHTE

Schonung, Kühlung, Physiotherapie

Franz-Josef unternimmt viel in seinem sportlichen Freundeskreis. Der 73-jährige Rentner spielt Tennis und geht mit seinen Freunden einmal in der Woche zum Fußball. Sein Kniegelenk quälte ihn schon länger. Die Beschwerden nahmen zu; er kann sie aber nicht genau beschreiben. Das Knie wird manchmal dick, kann aber einen Tag später wieder normal sein. Franz-Josef musste schon manchmal pausieren. Vor allem nach dem Fußballspielen merkte er die Beschwerden besonders. Das MRT zeigte einen geringen Gelenkverschleiß mit einem mäßig degenerativ veränderten Innenmeniskus. Von außen sieht man eine leichte Schwellung im Bereich der Kniekehle, das MRT bestätigt eine Bakerzyste. Eine Operation ist (noch) nicht notwendig, da die Zyste nicht besonders groß ist. Franz-Josef schont sich, kühlt das Knie, macht Physiotherapie und gezielte Übungen. Das hilft erst einmal. Er muss von nun an aber regelmäßig zur Kontrolle und soll sich bei Beschwerden sofort bei seinem Arzt melden. Eventuell muss die Flüssigkeit im Knie dann abgelassen oder die Zyste operiert werden.

dann eine Zyste, die aus dem hinteren Teil des Knies herausragt. Die Schwellung ist oft nicht schmerzempfindlich. Symptome sind neben Schwellungen und Missempfindung auch Steifheit und Schwierigkeiten beim Beugen des Knies. Manchmal fühlt sich die Wadenmuskulatur fest und gespannt an. Einige Patientinnen und Patienten berichten auch von Taubheitsgefühlen, Durchblutungsstörungen oder Lähmungserscheinungen unterhalb des Knies. Wenn die Zyste groß ist oder signifikante Beschwerden verursacht, können Übungen helfen (siehe S. 80). In einigen Fällen wird die Zyste abgelassen oder operativ entfernt. Auf Dauer bringt es aber nur etwas, die Ursache zu behandeln.

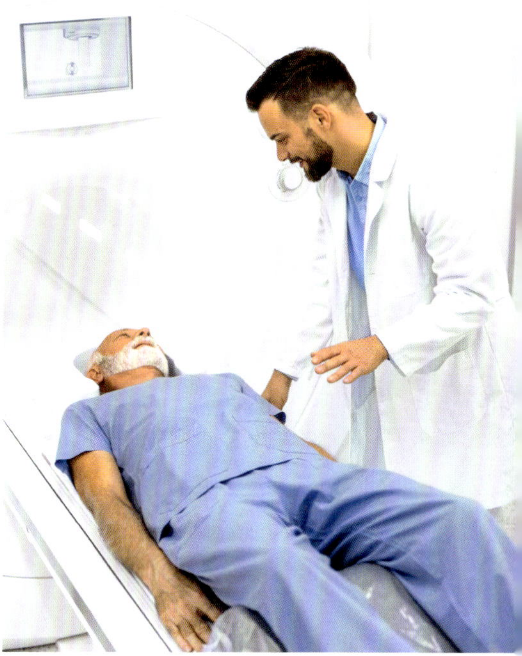

Ausstülpung kann reißen

Oft stecken Überlastungen oder andere Krankheiten wie zum Beispiel Arthrose oder Stoffwechselkrankheiten dahinter. Denn wenn das Kniegelenk gereizt ist, produziert es mehr Flüssigkeit, die irgendwohin muss. Füllt die Ausstülpung sich weiter, kann es passieren, dass sie zerreißt. Dann schwillt möglicherweise der ganze Unterschenkel an. Rötungen, Schwellungen und Überwärmungen kommen hinzu. Ärztinnen und Ärzte erkennen das Problem meist auf den ersten Blick. Ultraschall oder ein MRT können die Diagnose absichern. Eventuell sind entzündungshemmende Medikamente sinnvoll.

Das hintere Kniegelenk dehnen

In der Therapie geht es darum, das Kniegelenk allgemein zu stärken, damit die Gelenkflächen und die Menisken, die die Probleme verursachen, entlastet werden. Zusätzlich sollte der hintere Teil des Kniegelenks gedehnt werden, damit das Gelenk beweglich bleibt. Das ist nicht ganz einfach, weil die Zyste hinten im Knie sitzt und gepresst wird, wenn man das Bein durchdrückt. Es ist aber wichtig, da der Oberschenkel nur in der vollen Streckung uneingeschränkt angespannt werden kann und sonst Muskeln verliert.

Trainingsplan: Bakerzyste

<table>
<tr><th></th><th>Woche 1</th><th>Woche 2</th><th>Woche 3</th><th>Woche 4</th><th>Woche 5</th></tr>
<tr><td>Übung</td><td colspan="5">16</td></tr>
<tr><td>Anzahl der Trainingseinheiten pro Woche</td><td colspan="5">jeden 2. Tag</td></tr>
<tr><td>Anzahl der Sätze</td><td>1</td><td>2</td><td colspan="3">3</td></tr>
<tr><td>Anzahl der Wdh. pro Satz</td><td colspan="3">10</td><td>12</td><td>15</td></tr>
<tr><td>Übung</td><td colspan="5">4</td></tr>
<tr><td>Anzahl der Trainingseinheiten pro Woche</td><td colspan="5">jeden 2. Tag</td></tr>
<tr><td>Anzahl der Sätze</td><td>1</td><td>2</td><td colspan="3">3</td></tr>
<tr><td>Anzahl der Wdh. pro Satz</td><td colspan="3">10</td><td>12</td><td>15</td></tr>
<tr><td>Übung</td><td colspan="5">26</td></tr>
<tr><td>Anzahl der Trainingseinheiten pro Woche</td><td colspan="5">jeden dritten Tag, alternierend mit Übung 27 und 28</td></tr>
<tr><td>Anzahl der Sätze</td><td colspan="5">2</td></tr>
<tr><td>Anzahl der Wdh. pro Satz</td><td>10</td><td>12</td><td>14</td><td>16</td><td>18</td></tr>
<tr><td>Übung</td><td colspan="5">27</td></tr>
<tr><td>Anzahl der Trainingseinheiten pro Woche</td><td colspan="5">jeden dritten Tag, alternierend mit Übung 26 und 28</td></tr>
<tr><td>Anzahl der Sätze</td><td colspan="5">2</td></tr>
<tr><td>Anzahl der Wdh. pro Satz</td><td>10</td><td>12</td><td>14</td><td>16</td><td>18</td></tr>
<tr><td>Übung</td><td colspan="5">29</td></tr>
<tr><td>Anzahl der Trainingseinheiten pro Woche</td><td colspan="5">jeden 2. Tag</td></tr>
<tr><td>Anzahl der Sätze</td><td colspan="2">1</td><td colspan="3">2</td></tr>
<tr><td>Dauer</td><td>20 Sek.</td><td colspan="4">30 Sek.</td></tr>
<tr><td>Übung</td><td colspan="5">28</td></tr>
<tr><td>Anzahl der Trainingseinheiten pro Woche</td><td colspan="5">jeden dritten Tag,
alternierend mit Übung 26 und 28</td></tr>
<tr><td>Anzahl der Sätze</td><td colspan="5">2</td></tr>
<tr><td>Anzahl der Wdh. pro Satz</td><td>10</td><td>12</td><td>14</td><td>16</td><td>18</td></tr>
</table>

Woche 6	Woche 7	Woche 8	Woche 9	Woche 10	Woche 11	Woche 12
16						
jeden 2. Tag						
3						
15						
7						
jeden 2. Tag						
3						
15	10	12	15			
26						
jeden dritten Tag, alternierend mit Übung 27 und 28						
2						
20						
27						
jeden dritten Tag, alternierend mit Übung 26 und 28						
2						
20						
29						
jeden 2. Tag						
2						
30 Sek.						
28						
jeden dritten Tag, alternierend mit Übung 26 und 28						
2						
20						

PLICASYNDROM

Vom Plicasyndrom spricht man, wenn sich eine Falte in der Schleimhaut vergrößert und entzündet und so Schmerzen auslöst. Das passiert oft nach Überlastungen oder kleinen Verletzungen und sollte behandelt werden, bevor es chronisch wird und sogar dem Knorpel schaden kann.

Die sogenannte Plica (lateinisch „Falte") gehört zum Kniegelenk wie das Kreuzband oder der Meniskus, ist aber viel weniger bekannt. Es handelt sich dabei um eine Falte in der Schleimhaut, die das Gelenk auskleidet. Sie entsteht bereits im Mutterleib, bildet sich aber später zurück und hat keine weitere Funktion fürs Knie. Die normalerweise glatte Schleimhaut kann Falten in unterschiedlichen Größen werfen. Bei bis zu 70 Prozent aller Erwachsenen sind diese Falten vorhanden, aber so klein, dass sie keine Beschwerden verursachen. Sie können aber groß und dick werden und sich bei bestimmten Bewegungen im Gelenkspalt schmerzhaft einklemmen. Beim Plicasyndrom, das auch als Plica-Knorpelsyndrom bezeichnet wird, handelt es sich um eine Fehlfunktion der Schleimhautfalte (Synovialfalte).

Nach Stürzen oder Überlastungen

Die genaue Ursache des Plicasyndroms ist oft schwer zu bestimmen. Manchmal ist die Neigung dazu angeboren. In vielen Fällen liegt eine Form von Überlastung oder eine Reizung der Synovialfalte zugrunde. Bestimmte Faktoren

PATIENTENGESCHICHTE

Schmerzen nach viel Treppengehen

Als Journalist ist Dennis (44) viel auf Reisen. Bei seiner letzten Tour durch Indien hatte er erstmalig Schmerzen im Kniegelenk. Er musste viel mehr zu Fuß gehen als sonst und vor allem viele Treppen steigen. Schon von Indien aus machte er einen Termin und stellte sich direkt nach der Rückreise bei mir vor.
Er hatte typische Symptome des Plicasyndroms. Zum Glück war keine Operation nötig. Die Kombination aus weniger Belastung und einem leichten Übungsprogramm halfen ihm.

können zur Entstehung des Plicasyndroms beitragen. Dazu gehören zum Beispiel wiederholte Bewegungen oder Überbeanspruchung, wenn das Bein zu oft abwechselnd gebeugt und gestreckt wird – wie es zum Beispiel beim Laufen oder Radfahren der Fall ist. Auch Stürze, Stöße, Unfälle oder langes Sitzen auf dem Knie können die Probleme auslösen. Verletzungen führen innerhalb des Gelenks zu kleinen Einblutungen. Die Synovialfalte reagiert gereizt und entzündet sich. Wenn das geschwollene Gewebe am Knorpel reibt, kann das langfristig Arthrose verursachen.

Operation mit Risiken

Bis Sie sich ärztlich behandeln lassen, ist es ratsam, die betroffenen Gelenke zu schonen, zu kühlen und gegebenenfalls entzündungshemmende Medikamente zu nehmen. Wenn der Schmerz nach ein paar Tagen nachlässt, wächst schnell die Hoffnung, dass sich das Problem von allein erledigt. Doch es kann später wieder losgehen. In der Arztpraxis kommt eventuell ein MRT zum Einsatz, früher hat man sogar diagnostische Arthroskopien gemacht. Physiotherapie und lokale Betäubungsmittel sind die ersten Schritte bei der Behandlung. Wenn das nicht hilft, kann man über eine Operation nachdenken, bei der die Schleimhautfalte einfach weggeschnitten wird. Doch hier ist Vorsicht geboten. Denn eine Operation kann neue Beschwerden verursachen. Die entzündete Schleimhautfalte lässt sich nicht wegtrainieren. Es hilft aber häufig, wenn man die Belastung im Kniegelenk ein wenig verändert. Machen Sie den Muskelcheck auf Seite 26 und trainieren Sie bei Bedarf gezielt alle Muskelgruppen, die zu schwach sind.

TYPISCHE SYMPTOME

- Das Gelenk macht Geräusche, wenn es belastet wird.
- Beim Aufstehen fühlt es sich so an, als ob das Kniegelenk „schnappt", beim Strecken blockiert es.
- Am Anfang kommt es bei stärkeren Belastungen zu Schmerzen, die wieder verschwinden, sobald man zur Ruhe kommt.
- Ist die Schleimhautfalte bereits chronisch verdickt, schwillt sie nicht mehr ab.
- Das Gelenk fühlt sich nach langem Sitzen steif an.
- Manchmal kann man die verdickte Plica von außen ertasten.
- Das Kniegelenk fühlt sich warm an.

Trainingsplan: Plicasyndrom

	Woche 1	Woche 2	Woche 3	Woche 4	Woche 5
Übung	3				
Anzahl der Trainingseinheiten pro Woche	jeden Tag				
Anzahl der Sätze	1 bis 2				
Anzahl der Wdh. pro Satz	5				
Übung	15				
Anzahl der Trainingseinheiten pro Woche	2 bis 3				
Anzahl der Sätze	2 bis 3				
Anzahl der Wdh. pro Satz	10	15	20	25	30
Übung	24				
Anzahl der Trainingseinheiten pro Woche	2 bis 3				
Anzahl der Sätze	2 bis 3				
Anzahl der Wdh. pro Satz	10	15	20	25	30
Übung	12				
Anzahl der Trainingseinheiten pro Woche	2 bis 3				
Anzahl der Sätze	2 bis 3				
Anzahl der Wdh. pro Satz	10	15	20	25	30

Woche 6	Woche 7	Woche 8	Woche 9	Woche 10	Woche 11	Woche 12
3	2					
jeden Tag						
1 bis 2						
5						
15						
2 bis 3						
2 bis 3						
30						
24						
2 bis 3						
2 bis 3						
30						
22						
2 bis 3						
2 bis 3						
30						

JUMPERS KNEE

Das „Springerknie" trifft Sportler und Nichtsportler und ist leicht von anderen Knieschmerzen zu unterscheiden. Diese Entzündung in der Kniescheibensehne entsteht durch Überlastung. Lesen Sie hier, was Sie dagegen tun können.

Das Jumpers Knee – im Fachausdruck „Patellaspitzensyndrom" oder auch „vorderer Knieschmerz" genannt – steht für eine entzündliche oder schmerzhaft degenerative Kniescheibensehne (Patellasehne). Da die Sehne sehr stark ist, reißt sie selten, sondern wird nur verletzt. Häufig ist bei dieser Verletzung auch der Kopf des Unterschenkels betroffen, da die Sehne im Ansatz und im Übergang vom Knochen zur Sehne entzündet ist. Das passiert oft bei Menschen, die viel springen müssen (zum Beispiel bei Sportarten wie Hoch- und Weitsprung, Volleyball, Basketball) oder hochhackige Schuhe tragen. Beides belastet die Kniescheibe übermäßig. Die Symptome sind unangenehm: Schmerzen, Schwellungen und Bewegungseinschränkungen des Kniegelenks, bei denen die Sehne sich steif oder blockierend anfühlt. Der Körper versucht dann, über einen Entzündungsprozess die Schäden zu heilen. Funktioniert das nicht, wird das Gelenk weiter überlastet, die Entzündung kann stärker und schließlich chronisch werden. So entsteht das Jumpers Knee.

Anfangs nur beim Sport Beschwerden

Neben vielen Sprüngen kommt auch eine verhärtete Oberschenkelmuskulatur als Ursache infrage. Die kann so stark sein, dass die Sehne auch im Ruhezustand immer unter „Zug" steht. Ist die Sehne nicht flexibel genug (zum Beispiel als Folge von Stoffwechselerkrankungen) oder überlastet, weil das Kniegelenk bewegt wurde, ohne es vorher aufgewärmt zu haben, kann das ebenfalls Entzündungen auslösen. Auch ein Kniescheibenhochstand, Wachstumsstörungen der Kniescheibe und eine angeborene Bandschwäche beeinflussen die Entstehung des Patellaspitzensyndroms. Die Schmerzen treten beim Springerknie anfangs erst nach dem Sport auf. Manchmal machen sie sich auch zu Beginn des Trainings bemerkbar, verschwinden nach der Aufwärmphase und kommen anschließend zurück. Später bleiben die Beschwerden während der ganzen Belastungsphase, im fortgeschrittenen Stadium sogar dauerhaft im Alltag. Typisch sind Druckschmerzen über der unteren Kniescheibenspitze oder beim Durchstrecken des Beines. Ärztin oder Arzt diagnostizieren das Springerknie neben einer körperlichen Untersuchung mit Ultraschall oder per MRT.

Gute Chancen auf Heilung

Ein Jumpers Knee sollte immer behandelt werden. Sonst müssen Sportlerinnen und Sportler mit langen Trainingspausen rechnen, in manchen Fällen sogar ihren Sport aufgeben. Wird frühzeitig und gezielt therapiert, stehen die Chancen auf Heilung sehr gut. Operationen kommen meist nicht infrage. Das ist nur in wenigen Fällen möglich – zum Beispiel, wenn die Sehne schon sehr stark chronisch geschädigt oder kaputt ist oder wenn der Körper störende Narben gebildet hat. Man bekommt das Springerknie aber zuverlässig mit einer Kombination aus Training und antientzündlichen Maßnahmen in den Griff. Zuerst einmal ist eine Sportpause oder der Umstieg auf schonendere Bewegungsformen unumgänglich. Physiotherapie, entzündungshemmende Medikamente, Bandagen, Massagen, Kälteanwendungen, Elektrotherapie und Kräftigung gehören danach zum Programm.

Belastung trotz Schmerzen

In der Therapie geht es um zwei Dinge: Einmal soll die Sehne der Kniescheibe so belastet werden, dass sie für einen Moment hohe Zugkraft aushält. Darüber hinaus soll die hohe Spannung der vorderen Oberschenkelmuskulatur reduziert werden. Wichtig zu wissen: Die Übungen, die im Trainingsplan empfohlen werden, sind anfangs häufig ein wenig schmerzhaft. Sie sollten aber dennoch intensiv starten. Wenn die Übungen auf Anhieb keine Besserung bringen, reicht es oft aus, die Sehne zum Beispiel im Rahmen einer manuellen Physiotherapie zu reizen. Therapeuten nutzen dabei gerne die Technik der sogenannten Querfriktion, bei der Gewebe gegeneinander verschoben werden. Leider ist diese Behandlung sehr unangenehm. Im Prinzip wird dabei die chronisch entzündete Sehne noch einmal gereizt und in eine „aktiv entzündete Sehne" überführt, die sich deutlich besser behandeln lässt und weniger resistent gegen Therapie- und Trainingsmaßnahmen ist.

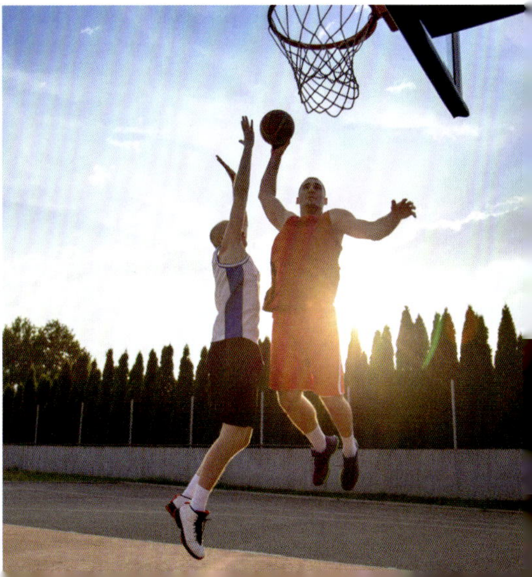

Trainingsplan: Jumpers Knee

	Woche 1	Woche 2	Woche 3	Woche 4	Woche 5
Übung	6*				
Anzahl der Trainingseinheiten pro Woche	täglich				jeden 2. Tag
Anzahl der Sätze	5	5	4	4	3
Anzahl der Wdh. pro Satz	2	5	8	10	15
Übung	7*				
Anzahl der Trainingseinheiten pro Woche	täglich				jeden 2. Tag
Anzahl der Sätze	5	5	4	4	3
Anzahl der Wdh. pro Satz	2	5	8	10	15
Übung	10*, 11 und 25				
Anzahl der Trainingseinheiten pro Woche	täglich				jeden 2. Tag
Anzahl der Sätze	5	5	4	4	3
Anzahl der Wdh. pro Satz	2	5	8	10	15
Übung	30				
Anzahl der Trainingseinheiten pro Woche	jeden 2. Tag				2
Anzahl der Sätze	1				
Dauer	ca. 10 Min.				

Woche 6	Woche 7	Woche 8	Woche 9	Woche 10	Woche 11	Woche 12
6*						
jeden 2. Tag			2			
3			3			
15			20			
18*						
jeden 2. Tag			2			
3			3			
15			20			
10*, 11 und 25						
jeden 2. Tag			2			
3			3			
15			20			
30						
2						
1						
ca. 10 Min.						

* Die Bewegung nach unten, also ins gebeugte Kniegelenk, sehr langsam durchführen.

SHIN SPLINTS: SCHMERZEN IN DEN SCHIENBEINKANTEN

Wenn das Schienbein beim Laufen wehtun, deutet das möglicherweise auf das sogenannte Schienbeinkantensyndrom hin. Steht die Diagnose fest, ist es wichtig, Überlastungen zu vermeiden und Entzündungen zu bekämpfen.

Es zieht beim Joggen ein bisschen im vorderen Unterschenkel, aber Sie können trotzdem erst einmal weiterlaufen? Die Schmerzen klingen vollständig ab, sobald Sie zur Ruhe kommen? Doch das geht nicht lange so weiter. Die Beschwerden kehren in kurzen Abständen wieder und verschwinden bald gar nicht mehr. Irgendwann schaffen Sie es kaum noch in die Schuhe? Dann handelt es sich möglicherweise um das sogenannte Schienbeinkantensyndrom – im Fachbegriff Shin Splints genannt. Die Beschwerden beginnen schleichend, bleiben dann aber hartnäckig.

Beulen und Schwellungen

Es fühlt sich so an, als ob sich ein brennender und stechender Schmerz von der Vorderseite des Kniegelenks entlang des Unterschenkelknochens nach unten zieht. Die Beschwerden strahlen in manchen Fällen bis in die Achillessehne,

DAS ERHÖHT DAS RISIKO

- Schlechte Schuhe ohne ausreichende Dämpfung
- Zu wenig Ruhezeit
- Falsche Lauftechnik
- Laufen auf unebenen Untergründen
- Überpronieren (= der Fuß kippt beim Abrollen zu stark nach innen)
- Überlastung mangels Erfahrung mit Langstreckenläufen (= zu schnell zu viel trainiert)
- Laufen, Ballsportarten, langes Gehen, Sightseeing, Shopping
- Laufen auf Asphalt statt auf weichem Waldboden

in die Ferse oder nach oben bis ins Kniegelenk hinein aus. Gelegentlich zeigen sich richtige Beulen und Schwellungen an der Vorderseite des Unterschenkels, die wehtun, wenn man draufdrückt. Die Ursache ist meist eine Überlastung des hinteren Schienbeinmuskels, der fest wird und sich entzündet. Das zieht neue Probleme nach sich: Der gereizte Übergang zwischen Sehnen und Knochen verursacht Schmerzen. Auch die Knochenhaut wird gereizt und tut weh.

PATIENTENGESCHICHTE

Vorsicht, Flipflops!

Petra kam im Frühsommer nach ihrem Urlaub auf Mallorca zu mir in die Praxis. Im Gespräch stellte sich heraus, dass sie im Urlaub viel mit Flipflops gelaufen war. Das ist praktisch, aber auch mit einem Risiko verbunden. Denn anders als sonst wölbt man den Fuß nach oben, damit die Schlappen halten. Der Schienbeinmuskel ist dafür aber (noch) nicht stark genug, da er vorher in Winterstiefeln nur wenig genutzt wurde. So kann es zu schmerzhaften Veränderungen an der Schienbeinkante kommen. Die Schmerzen ließen nach, als Petra Übungen machte und die Schuhe wechselte.

Auch die Füße im Blick haben

Der Schienbeinmuskel ist wichtig für die Spannung im Fußgewölbe. Gerade wer Plattfüße hat, neigt deshalb verstärkt zu Shin Splints. Nicht zu vergessen: Auch X- oder O-Beine und Übergewicht tragen in einigen Fällen zur Entstehung der Schmerzen in der Schienbeinkante bei. Frauen sind häufiger von Shin Splints betroffen.

Erst einmal Pause machen

In Sachen Therapie gilt: Machen Sie eine Laufpause. Sie müssen deshalb nicht komplett auf Sport verzichten, denn es gibt Alternativen – zum Beispiel Aquajogging, Radfahren oder andere Sportarten ohne Stoßbelastungen. Zu Hause helfen unter anderem Wadenwickel. Kälte wirkt gegen die Entzündung. In der Physiotherapie lernen die Betroffenen Übungen zur Stärkung der Schienbein- und Fußmuskulatur, auch die Hüftmobilität wird trainiert. Erst wenn die Beschwerden vollständig abgeklungen sind, sollte man wieder mit dem Laufen anfangen. Ziel der Therapie mit meinem Trainingsplan ist es, die vordere Muskulatur am Unterschenkel zu entlasten und die Wadenmuskulatur zu stärken. Darüber hinaus wird durch Belastungen in verschiedene Richtungen ein entlastender Reiz für das Gewebe gesetzt. Die Übungen gegen Schmerzen in den Schienbeinkanten sind daher dynamisch und statisch im Wechsel.

Trainingsplan: Shin Splints

	Woche 1	Woche 2	Woche 3	Woche 4	Woche 5
Übung	25				
Anzahl der Trainingseinheiten pro Woche	2 bis 3				
Anzahl der Sätze	2	3			
Anzahl der Wdh. pro Satz	10	10	15	20	
Übung	13				
Anzahl der Trainingseinheiten pro Woche	2 bis 3				
Anzahl der Sätze	2	3			
Anzahl der Wdh. pro Satz	10	10	15	20	
Übung	21				
Anzahl der Trainingseinheiten pro Woche	jeden Tag, alternierend mit Übung 22 und 23				
Anzahl der Sätze	1			2	
Dauer	15 Sek.	20 Sek.	25 Sek.	30 Sek.	
Übung	22				
Anzahl der Trainingseinheiten pro Woche	jeden Tag, alternierend mit Übung 21 und 23				
Anzahl der Sätze	1			2	
Dauer	20 Sek.	30 Sek.	40 Sek.	50 Sek.	60 Sek.
Übung	23				
Anzahl der Trainingseinheiten pro Woche	jeden Tag, alternierend mit Übung 21 und 22				
Anzahl der Sätze	1			2	
Dauer	15 Sek.	20 Sek.	25 Sek.	30 Sek.	

Woche 6	Woche 7	Woche 8	Woche 9	Woche 10	Woche 11	Woche 12
25						
2 bis 3						
3						
20						
13						
2 bis 3						
3						
20						
21						
jeden Tag, alternierend mit Übung 22 und 23						
2						
30 Sek.						
22						
jeden Tag, alternierend mit Übung 21 und 23						
2						
60 Sek.						
23						
jeden Tag, alternierend mit Übung 21 und 22						
2						
30 Sek.						

KOMPARTMENTSYNDROM

Bei Überlastungen sammelt sich Flüssigkeit in bestimmten Muskelgruppen an und verursacht starke Schmerzen. Wenn es schnell behandelt wird, kann das Gewebe sich vollständig erholen.

Die Ursache ist meist ein Knochenbruch, manchmal aber auch eine Überlastung oder andere Verletzungen. Beim sogenannten Kompartmentsyndrom kommt es zu Flüssigkeitsansammlungen in bestimmten Muskellogen (Kompartimenten). Das Gewebe schwillt an, kann sich aber nicht ausdehnen, weil es von festem Bindegewebe umgeben ist. Dadurch erhöht sich der Druck im Bein, die Blutversorgung wird gestört. Es kommt zu starken Schmerzen. Ein Kompartmentsyndrom kann auch an anderen Stellen im Körper auftreten – und zwar überall da, wo Gewebe von einer relativ festen Hülle umschlossen ist, zum Beispiel an den Armen und Beinen. Wird das Syndrom rechtzeitig erkannt, lässt die Erkrankung sich gut behandeln.

Ein Unfall mit Folgen

Kompartmentsyndrome treten meist nach schweren Verletzungen des Unterschenkels auf. Es blutet in die begrenzten Kompartimente; Nerven und Gefäße werden abgedrückt und geschädigt. Solche Verletzungen sind sehr schwerwiegend und müssen fast immer sofort operiert werden.

Überlastung ist eine häufige Ursache

In der Regel ist eine Überlastung des äußeren Unterschenkelmuskels die Ursache. Deshalb liegt der Schwerpunkt bei der Behandlung auch darauf. Ein unbehandeltes Kompartmentsyndrom kann schwere Folgen haben. Die Therapie hat zwei große Ziele: Einerseits sollte die Spannung in diesem Bereich aus dem Muskel genommen werden. Andererseits muss man die Muskeln in der Umgebung stärken, damit die Kraft besser verteilt wird. Dazu dienen die Übungen im Trainingsplan (auf S. 96). Wichtig zu wissen: Falls Schmerzen oder Kribbeln in den Füßen während der Übungen schlimmer werden oder Taubheitsgefühle auftreten, sollten Sie die Übungen auf keinen Fall machen.

QUADRIZEPS-TENDINOPATHIE

Eine Quadrizeps-Tendinopathie ist eine Entzündung an der Kniescheibe im Ansatzbereich der Oberschenkelmuskelsehne (Quadrizepssehne). Dahinter stecken in der Regel Überlastungen und ungleiche Kraftverteilung.

Sie haben Schmerzen am oberen Rand der Kniescheibe, die Richtung Oberschenkel ziehen? Das kann auf eine sogenannte Quadrizeps-Tendinopathie hindeuten. Denn dort ist die Oberseite der Kniescheibe mit den Muskeln des Oberschenkelknochens verbunden. Die Erkrankung trifft in erster Linie Sportler, die Sprung- und Ballsportarten betreiben.

Typische Anzeichen:

- Die Schmerzen nehmen zu, wenn Sie das Knie beugen.
- Sie haben neu mit dem Sport angefangen – zum Beispiel Bergwandern oder Skifahren.
- Sie laufen und springen viel oder betreiben Stop-and-Go-Sportarten.
- Der Schmerz wird stärker, wenn Sie auf die betroffene Stelle drücken.
- Die Beschwerden treten am Anfang der Fahrradsaison beim Radfahren auf – insbesondere wenn der Sattel zu tief ist.
- Es zeigt sich eine lokale Schwellung.

Ein Riss muss operiert werden

Bei der Therapie geht es erst einmal darum, das Knie nicht länger zu überlasten und die hintere Muskelkette zu stärken. Mein Programm (auf S. 98) sieht die Kräftigung der überforderten vorderen Muskeln und die Stärkung der hinteren vor, damit ein muskuläres Gleichgewicht gegeben ist. Da degenerierte Quadrizepssehnen gerade bei übergewichtigen Menschen leicht reißen und dann eine Operation unumgänglich ist, muss man bei Beschwerden im Bereich des oberen Kniegelenks sehr vorsichtig sein und besonders auf die Schmerzentwicklung achten.

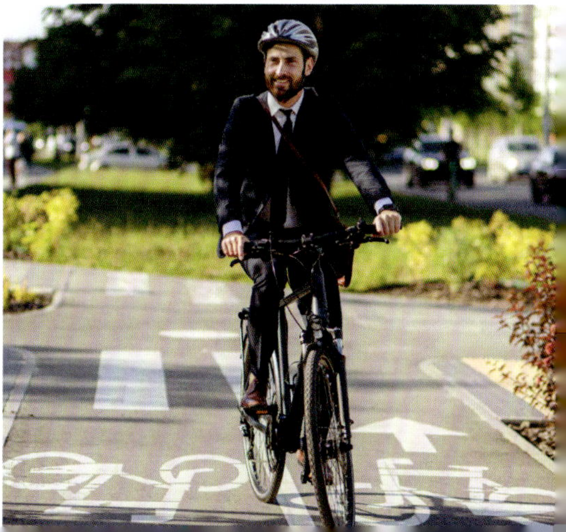

Trainingsplan: Kompartmentsyndrom

<table>
<tr><th></th><th>Woche 1</th><th>Woche 2</th><th>Woche 3</th><th>Woche 4</th><th>Woche 5</th></tr>
<tr><td>Übung</td><td colspan="5">25 bis 28</td></tr>
<tr><td>Anzahl der Trainingseinheiten pro Woche</td><td colspan="5">3 bis 4 Trainingseinheiten mit je 2 unterschiedlichen Übungen</td></tr>
<tr><td>Anzahl der Sätze</td><td colspan="5">2</td></tr>
<tr><td>Anzahl der Wdh. pro Satz</td><td colspan="5">10-mal dynamisch</td></tr>
<tr><td>Übung</td><td colspan="5">13</td></tr>
<tr><td>Anzahl der Trainingseinheiten pro Woche</td><td colspan="5">2</td></tr>
<tr><td>Anzahl der Sätze</td><td colspan="5">2</td></tr>
<tr><td>Anzahl der Wdh. pro Satz</td><td colspan="4">10</td><td>12</td></tr>
</table>

Woche 6	Woche 7	Woche 8	Woche 9	Woche 10	Woche 11	Woche 12
25 bis 28						
3 bis 4 Trainingseinheiten mit je 2 unterschiedlichen Übungen						
2						
10-mal dynamisch						
13						
2						
2						
12			15			

Trainingsplan: Quadrizeps-Tendinopathie

	Woche 1	Woche 2	Woche 3	Woche 4	Woche 5
Übung	7				
Anzahl der Trainingseinheiten pro Woche	2 bis 3				
Anzahl der Sätze	1	2	3		
Anzahl der Wdh. pro Satz	10	10	10	15	20
Übung	12				
Anzahl der Trainingseinheiten pro Woche	2 bis 3				
Anzahl der Sätze	1	2	3		
Anzahl der Wdh. pro Satz	10	10	10	15	20

Woche 6	Woche 7	Woche 8	Woche 9	Woche 10	Woche 11	Woche 12
7						
2 bis 3						
3						
20						
12						
2 bis 3						
3						
20						

BESSER ESSEN, MEHR BEWEGEN

Damit die Kniegelenke gesund bleiben, können Sie in Sachen Lebensstil einiges tun. Eine Schlüsselrolle spielt dabei die Ernährung. Denn darüber lassen sich zwei wichtige Ziele erreichen: Entzündungen im Körper eindämmen und Übergewicht abbauen. Wenn Sie zusätzlich mehr Schwung in Ihr Leben bringen, können Sie Schmerzen lindern und Lebensqualität gewinnen. Zögern Sie nicht zu lange, sondern fangen Sie so bald wie möglich damit an.

GESUNDE ERNÄHRUNG FÜR GESUNDE KNIEGELENKE

Nicht nur Bewegung spielt eine wichtige Rolle, wenn es um gesunde Kniegelenke geht. Bei entzündlichen Erkrankungen – insbesondere bei Arthrose – hat auch das Essen einen großen Einfluss. Die richtige Ernährung kann Entzündungen verhindern beziehungsweise eindämmen und Schmerzen lindern.

Was soll ich wann essen, um die Kniegelenke zu unterstützen? Im Mittelpunkt einer gelenkgesunden Ernährung stehen Lebensmittel, die Entzündungen hemmen, wie zum Beispiel Fett mit wertvollen Omega-3-Fettsäuren, Obst und Gemüse mit Vitaminen (vor allem C, E und D), Mineralstoffen, Silizium (für die Knorpel), Selen und Antioxidantien, hochwertige Proteine aus Fleisch, Fisch, Hülsenfrüchten oder Nüssen und möglichst wenig Fertigprodukte. Orientieren Sie sich an zehn Basisregeln, wenn Sie Ihren Speiseplan zusammenstellen:

1. **Frisches Gemüse geht immer**
Mit frischem Gemüse können Sie nichts falsch machen. Ob Grünkohl, Spinat, Tomaten oder Paprika – Gemüse liefert Antioxidantien, Vitamine, sekundäre Pflanzenstoffe, Mineralstoffe und Spurenelemente, die dem ganzen Körper guttun, das Immunsystem fit halten und den gesamten Organismus mit wichtigen Nährstoffen versorgen. Ballaststoffe fördern die Darmgesundheit, bringen die Verdauung in Schwung und helfen beim Abnehmen.

2. **Obst mit wenig Zucker**
Auch frisches Obst gehört zu den besten Lebensmitteln bei Arthrose und anderen entzündlichen Erkrankungen. Dabei sollten Sie aber die Menge und die Art der Früchte im Blick behalten, denn Obst ist zwar sehr gesund, viele Sorten liefern aber reichlich Zucker. Mit ein bis zwei Portionen (ein Apfel ist etwa eine Portion) täglich liegt alles im grünen Bereich. Besonders wenig Zucker enthalten Beeren, Melonen, Avocados, Orangen und Kiwis, während zum Beispiel Weintrauben, Bananen, Ananas und Mangos aufgrund ihrer Süße nicht zu oft auf den

Teller sollten. Häufig enthält Obst einen hohen Anteil an Fruchtzucker, der für den Körper besonders ungünstig ist.

3. Gesundes Fett

Fett ist mehr als ein Dickmacher. Sie müssen weder der Figur noch den Gelenken zuliebe darauf verzichten, denn der Nährstoff ist lebenswichtig. Dabei kommt es aber auf die Qualität an. Es gibt richtig gesundes und sehr schlechtes Fett.

Vor allem tierische Lebensmittel und fettreiche Fertigprodukte enthalten ungesunde gesättigte Fettsäuren, die Sie meiden sollten. Hochwertige Omega-3-Fettsäuren finden sich in pflanzlichen Speiseölen (besonders empfehlenswert Oliven-, Raps- und Leinöl), Seefischen, Samen, Nüssen und Algenölen.

4. Benefits mit Vollkorn

Essen Sie Vollkornbrot statt Weißbrot – diesen Tipp kennt wohl jeder. Doch Sie können noch mehr tun, um von der Kraft des vollen Korns zu profitieren, indem Sie auch bei Nudeln, Reis, Müsli und Co. ebenfalls auf die Vollkornvariante setzen. Das Getreide, das nicht bis zur Unkenntlichkeit verarbeitet wird, enthält unter anderem entzündungshemmende Omega-3-Fettsäuren und Ballaststoffe, die einen positiven Einfluss auf den Darm haben.

WUNDERWAFFE GEWÜRZE

Mit Gewürzen können Sie Ihr Essen nicht nur lecker, sondern auch schmerzlindernd aufpeppen. Das liegt daran, dass viele Gewürze entzündungshemmende Inhaltsstoffe haben. Ob Kreuzkümmel, Hagebutte, Ingwer, Zimt, Kurkuma, Chili, Koriander oder Muskat – viele Wirkstoffe aus Gewürzen werden über den Darm absorbiert, verbessern die Durchblutung der Gelenkschleimhaut und liefern wertvolle Pflanzenstoffe. Faustregel: Ein bis zwei Messerspitzen pro Tag sind optimal.

5. Fleisch nur in Maßen

Fleisch liefert zwar Protein, ist aber nur in geringen Mengen zu empfehlen. Wer viel davon isst, sollte wissen: Weniger Fleischkonsum kann bei Arthrose heilsam sein. Denn zu viel fördert entzündliche Prozesse. Die Warnung gilt insbesondere für Schweinefleisch, das reichlich Arachidonsäure enthält, die chronische Entzündungen hervorruft und verstärkt. Meiden Sie vor allem industriell verarbeitete Fleischprodukte wie Schinken, Salami und Würstchen. Setzen Sie beim Fleisch auf wenig, aber dafür hochwertiges, mageres und unverarbeitetes Biofleisch (nicht mehr als 300 bis 600 Gramm pro Woche). Das gilt übrigens nicht nur bei Arthrose. Auch andere Krankheiten wie Diabetes, Darmkrebs, Rheuma oder Herz-Kreislauf-Erkrankungen werden durch hohen Fleischkonsum verursacht beziehungsweise verschlimmert.

6. Eiweiß für die Muskeln

Ob tierisches oder pflanzliches Protein – Fisch, mageres Fleisch, Hülsenfrüchte (Linsen, Bohnen, Kichererbsen, Erbsen) und Nüsse sind erstklassige Eiweißlieferanten, mit denen Sie Ihren Gelenken Gutes tun können. Denn Proteine sind unentbehrlich für die Muskulatur, die die Gelenke stabilisiert. Außerdem sättigt Eiweiß ausgezeichnet. Es verhindert Heißhunger und unterstützt damit das Abnehmen.

7. Fertiggerichte meiden

Sie sind praktisch, aber verhängnisvoll. Die Lasagne aus der Tiefkühltruhe, die Fertigpizza im Pappkarton, Suppen aus der Tüte und Fast Food in der To-go-Box – wer sich wenig Zeit zum Kochen nimmt, greift gerne auf Fertiggerichte zurück. Das sollten Sie sich wirklich nur für den Notfall vorbehalten, denn viele dieser Produkte können Entzündungen hervorrufen und verschlimmern – insbesondere wenn sie Transfette, Geschmacksverstärker, künstliche Aromen und leere Kalorien aus Weißmehl und Zucker enthalten.

8. Wasser trinken nicht vergessen!

Unser Körper und unsere Gelenke brauchen Flüssigkeit. Über den Tag verteilt sollten es etwa zwei Liter sein. Dabei kommt es nicht nur auf die richtige Menge an, sondern auch auf die Qualität. Am besten sind kalorienfreie Getränke wie Leitungs- oder Mineralwasser und ungesüßte Tees. Auch mit schwarzem frisch gemahlenem Kaffee in Maßen (zwei bis drei Tassen täglich) machen Sie nichts falsch. Im Gegenteil: Die braune Brühe enthält sogenannte

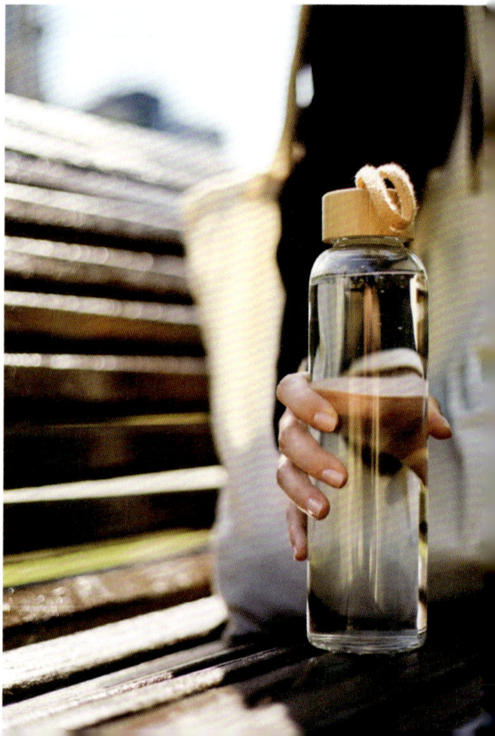

Polyphenole, also Pflanzenstoffe mit entzündungshemmender Wirkung. Softdrinks, Säfte und Alkohol sollten Sie meiden. Da das Durstempfinden mit den Jahren nachlässt, fällt es älteren Menschen oft schwer, regelmäßig zu trinken. Stellen Sie sich morgens zwei Wasserflaschen auf, die abends geleert sein müssen. Starten Sie mit einem großen Glas Wasser in den Tag und trinken Sie auch zu jeder Mahlzeit Wasser.

9. Gewicht unter Kontrolle halten

Übergewicht gehört zu den Hauptursachen für Arthrose und andere Knieerkrankungen, denn jedes Kilo, das nicht sein muss, belastet die Gelenke zusätzlich und erschwert Bewegung. Kombinieren Sie gesunde Ernährung mit Sport und gezielten Übungen fürs Knie. So lässt sich das Gewicht leichter halten beziehungsweise reduzieren.

10. Nahrungsergänzungsmittel in Absprache

Ob als Pillen, Pulver oder Brausetabletten – die Werbung preist viele Mittelchen an, die gegen Arthrose helfen sollen. Neben Vitaminen sind das vor allem die Wirkstoffe Glucosamin und Chondroitin, die als Schmieröl für die Gelenke verkauft werden. Sie ersetzen aber weder eine gesunde Ernährung noch ausreichend Bewegung. Nur in bestimmten Fällen können solche Nahrungsergänzungsmittel sinnvoll sein. Sie müssen dann genau und häufig sehr hoch dosiert werden und sollten daher nur nach Rücksprache mit Ärztin oder Arzt genommen werden.

VORSICHT BAUCHFETT!

Was hat zu viel Bauchfett mit den Kniegelenken zu tun? Zum einen geht ein dicker Bauch meist mit Übergewicht einher. Das belastet die Gelenke. Zum anderen befeuert dieses sogenannte viszerale Fett chronische Entzündungen und damit zahlreiche Wohlstandskrankheiten. Im Bauch verhält Fett sich anders als zum Beispiel an den Armen oder Beinen. Es verteilt sich um die inneren Organe und arbeitet dort wie eine Hormondrüse, die ungünstige Botenstoffe in den ganzen Körper schickt, die wiederum Entzündungen auslösen. Mit einer gesunden Ernährung lässt sich Bauchfett vermeiden und – wenn es schon da ist – auch reduzieren. Es lohnt sich also in mehrfacher Hinsicht, auch den Kniegelenken zuliebe auf gesundes Essen zu achten.

ABNEHMEN GEGEN DIE SCHMERZEN

Der Zusammenhang ist nicht verwunderlich: Übergewicht belastet die Kniegelenke, denn sie werden dadurch viel stärker beansprucht. Abnehmen ist deshalb eine sinnvolle Maßnahme. Doch wie gelingt es?

Unsere Gelenke, Bänder und Sehnen haben viel zu tragen – je mehr Gewicht auf ihnen lastet, desto schneller nutzen sie ab. Die Kniegelenke trifft es besonders. Kein Wunder, dass viele Menschen mit Übergewicht Probleme mit ihren Knien haben und häufiger unter Arthrose leiden als Normalgewichtige. Bereits fünf Kilo Übergewicht verdoppeln das Arthroserisiko. Kommt Bewegungsmangel hinzu, steigt die Gefahr weiter. Das gilt nicht nur vorbeugend. Auch wer über ein künstliches Gelenk nachdenkt, sollte vor der Operation abnehmen und etwas für seine Fitness tun.

Ernährungsumstellung

Eine schnelle Diät, in der es nur um die Kalorienreduktion geht, hilft höchstens kurzfristig. Danach setzt häufig der Jo-Jo-Effekt ein und die meisten nehmen wieder zu. Viel besser fahren Sie, wenn Sie Ihre Ernährung langfristig umstellen und dadurch weniger Kalorien zu sich nehmen und gleichzeitig Entzündungsprozesse eindämmen. Das Ziel sollte es sein, Normalgewicht zu erreichen und zu halten. Wenn Sie Ihre Ernährungsumstellung mit mehr Bewegung kombinieren, profitieren Sie gleich doppelt.

Was der BMI aussagt ...

Um Ihren Body-Mass-Index (kurz: BMI) zu ermitteln, teilen Sie Ihr Körpergewicht in Kilo durch Ihre Größe in Metern zum Quadrat. Kommt eine Zahl zwischen 18,5 und 24,9 heraus, liegt der BMI im Normalbereich. Ab 25 beginnt Übergewicht. Allerdings ist der BMI als alleiniger Indikator nicht geeignet, denn die Formel berücksichtigt nur das Gewicht in Relation zur Größe und lässt den Muskelanteil und die Fettverteilung außen vor. Damit rutscht so mancher Sportler ungerechtfertigt in die Kategorie Übergewicht. Ergänzend zum BMI sollte daher der Bauchumfang gemessen werden. Kurz unterhalb des Bauchnabels sollten es bei Männern weniger als 102 und bei Frauen weniger als 88 Zentimeter sein.

DER BESTE SPORT FÜRS KNIE

Zu viel ist nicht gut, zu wenig aber noch schlechter. Beim Kniegelenk kommt es auf die richtigen Bewegungen und das richtige Maß an. Hier stelle ich Ihnen die besten knieschonenden Sportarten vor.

Schwimmen

Das Knie kann sich frei bewegen und wird kaum belastet, was gerade bei Übergewicht von Vorteil ist. Im Wasser sporteln Sie nahezu schwerelos und trainieren die Gelenke effektiv. Nutzen Sie Schwimmbäder, das Meer oder Badeseen, wenn Sie sich für diesen Sport erwärmen können. Besonders geeignet ist Rückenschwimmen und Kraulen.

Radfahren

Auf dem Rad werden alle Muskeln gestärkt, die das Knie stabilisieren. Der Sattel trägt 70 bis 80 Prozent des Körpergewichts und die Gelenke werden ohne Druck und ohne Stöße bewegt. Radfahren ist die ideale Sportart für Menschen mit Knieproblemen. Das gilt auch fürs E-Bike. Bestenfalls nutzen Sie das Rad für Strecken, die Sie ohnehin zurücklegen müssen. So bleiben Sie regelmäßig dran. Wichtig: Stellen Sie den Sattel so ein, dass das Knie nie komplett durchgedrückt ist.

Yoga

Yoga fördert die Durchblutung der Gelenke und hilft damit auch den Knien. Es kommt aber darauf an, welche Übungen Sie machen. Nicht jede ist gelenkschonend. Lassen Sie sich in einer physiotherapeutischen Praxis geeignete Übungen zeigen und achten Sie auf die korrekte Ausführung.

Wandern

Auch Arthrosepatienten können wandern. Sie sollten angemessene Strecken gehen und mit kurzen Touren beginnen, bei denen die Belastungen dann langsam gesteigert werden. Federnde Schuhe, eventuell Wanderstöcke und Bandagen erleichtern diese Sportart.

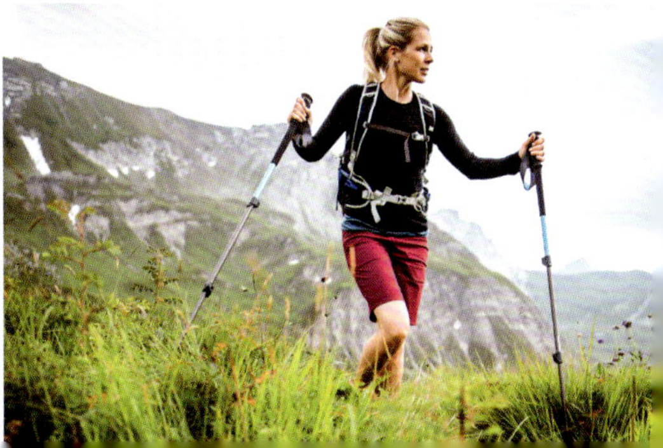

TREPPEN: TRAINING ODER ÜBERLASTUNG?

Treppensteigen gehört für die meisten Menschen zum Alltag. Wir müssen Stufen nutzen, um von A nach B zu gelangen, und machen das auch, solange es gut geht. Für Kniepatienten und -patientinnen werden Treppen allerdings ganz schnell zum Hindernis.

Treppenstufen rauf- und runterlaufen? Das Auf und Ab fordert die Kniegelenke heraus. Obwohl Treppentraining zur Stärkung der Ausdauer und als allgemeines Fitnesstraining zwischendurch gut geeignet ist, sollte man es bei Knieschmerzen lieber lassen, um bereits angegriffene Gelenke zu schonen. Das gilt besonders, wenn Sie das Gefühl haben, dass das Knie nicht mehr richtig stabil ist, und wenn die Schmerzen stärker werden. Aus akuten Verletzungen können Entzündungen werden, die das Knie anschwellen lassen. Tut es bei Druck weh und fühlt es sich warm oder sogar heiß an, deutet das auf entzündliche Prozesse. Auch wenn es beim Treppensteigen knirscht oder knackt, kann das ein Anzeichen für Knieschäden sein.

Die richtige Technik

„Aber Treppensteigen stärkt doch die Beinmuskulatur und Bewegung ist gut bei Arthrose", werden Sie jetzt vielleicht einwenden. Damit haben Sie natürlich recht. Doch um Beinmuskeln aufzubauen, gibt es bessere Übungen als Training auf der Treppe (zum Beispiel in diesem Buch). Oftmals kommt man allerdings ums Treppensteigen nicht herum. Dann kann die richtige Technik hilfreich sein. Um die Belastungen fürs Kniegelenk möglichst gering zu halten, sind folgende Maßnahmen sinnvoll:

- Gehen Sie vorsichtig. Das heißt, dass Sie besonders „sanft" auftreten und keineswegs stampfen.
- Rollen Sie jeden Schritt über den ganzen Fuß ab. Setzen Sie also zuerst die Ferse langsam auf.
- Achten Sie dann darauf, dass die ganze Sohle den Boden berührt und Sie sich mit den Zehen abstoßen, um die nächste Stufe zu erreichen. So werden Belastungen abgefedert.
- Halten Sie sich am Geländer fest, um das Körpergewicht, das auf den Knien lastet, zu reduzieren.

SO BLEIBEN SIE DRAN

Haben Sie bei der Lektüre dieses Buches gute Vorsätze gefasst? Dann ist es wichtig, dass Sie die so schnell wie möglich umsetzen. Denn Wissen ist nur die eine Seite. Sie müssen auch etwas tun. Sonst geben Sie wieder auf, bevor Sie erste Effekte spüren. Das wäre schade.

Mit Schmerzen im Knie zu leben, ist eine Qual, denn es trifft den ganzen Menschen. Die Lebensqualität ist stark eingeschränkt, wenn man nicht mehr das tun kann, was man gerne tun würde. Statt in Selbstmitleid zu verfallen, sollten Sie aktiv werden. Nutzen Sie jetzt bewährte Motivationsstrategien, um loszulegen und dranzubleiben.

Nicht zu viel auf einmal
Jeden Tag ein paar Stunden Sport und 5 Kilo in zwei Wochen abnehmen? Das ist für die meisten zu viel. Überlegen Sie genau, was Sie realistischerweise schaffen können. Nehmen Sie sich eher vor, jeden Tag ein paar Minuten zu trainieren als zwei Stunden am Stück.

Konkrete Schritte definieren
Definieren Sie Ihre Ziele sehr genau. Statt „Ich möchte mich mehr bewegen und weniger essen" besser „Ich mache dreimal in der Woche ein Training passend zu meinen Beschwerden und fahre zweimal mit dem Fahrrad zur Arbeit".

Zur Gewohnheit machen
Suchen Sie sich am Anfang kleine Dinge aus, die keine zusätzliche Zeit erfordern (zum Beispiel Zähneputzen auf einem Bein), und machen Sie sich diese zur Gewohnheit. Sobald die sitzt, kommt eine weitere neue sogenannte „micro habit" dazu.

Gleichgesinnte suchen
Sie sind kein Einzelkämpfer? Dann suchen Sie sich Gleichgesinnte – zum Beispiel für eine Walkingrunde. Oder überreden Sie Ihre Familie, bei einer Ernährungsumstellung mitzumachen. Gemeinsam geht vieles leichter.

Erfolge sichtbar machen
Bis Schmerzen weniger werden oder überschüssige Pfunde dauerhaft verschwinden, dauert es eine Zeit. Sie werden Durchhänger haben. Entwickeln Sie für diese Phase Ihr eigenes Belohnungssystem. Geben Sie sich zum Beispiel Pluspunkte dafür, dass Sie überhaupt antreten und Übungen machen.

WAS SIE ÜBER EINE KNIE-OP WISSEN SOLLTEN

Wann ist es ratsam, über ein künstliches Kniegelenk nachzudenken? Welche Chancen und Risiken sind damit verbunden? Und wie finde ich die besten Spezialisten? Wenn das Kniegelenk allein mit Übungen, Muskelaufbau, Schmerzmitteln und anderen konservativen Maßnahmen nicht mehr zu retten ist, kann eine Prothese sinnvoll sein. Hier erfahren Sie Wissenswertes über den richtigen Zeitpunkt einer OP, die Dauer und die Reha danach.

WANN SOLL ICH AN EIN KÜNSTLICHES GELENK DENKEN?

Sie haben schon länger häufig Schmerzen und beschäftigen sich mit der Überlegung, wann wohl der beste Zeitpunkt für Gelenkersatz ist? Ein paar Fragen an sich selbst und an Ihre Ärztin oder Ihren Arzt helfen Ihnen bei der Entscheidung.

Sie haben arthrosebedingte Schmerzen im Knie und Ihre Ärztin oder Ihr Arzt empfehlen ein künstliches Kniegelenk? Das kann eine passende Lösung sein, denn moderne Ersatzgelenke funktionieren sehr gut, wenn sie richtig eingesetzt und die perfekten Prothesen ausgewählt werden. Wenn die Beschwerden sehr stark sind und alle nichtoperativen Maßnahmen letztendlich erfolglos blieben, ist es an der Zeit, über eine solche Operation nachzudenken. Doch wann ist der richtige Zeitpunkt dafür? Aus Erfahrung kann ich sagen, dass der optimale Moment sehr oft nicht optimal gewählt wird. Die Folge: Das künstliche Gelenk kommt zu früh oder zu spät. Beides hat erhebliche Nachteile. Deshalb gilt es, genau abzuwägen.

Nicht zu früh, aber ...

Zu früh bedeutet immer, dass man mit dem Knie noch eine Zeit gut und ohne größere Probleme hätte leben können. Im schlechten Fall lockert sich ein künstliches Gelenk dann schon früh und man braucht eine Ersatzoperation, die sonst als sogenannte Wechseloperation später stattgefunden hätte. Prothesen sollten nicht zu oft gewechselt werden, denn mit jedem Eingriff gehen immer auch Knochengewebe und leider auch Teile der Funktion verloren. Da ist es verständlich, dass viele versuchen, den operativen Eingriff so lange wie möglich hinauszuzögern. Bestenfalls hält eine gute Prothese 15 bis 25 Jahre. Wird sie erst spät eingesetzt, steigt die Wahrscheinlichkeit, dass sie den Rest des Lebens bleiben kann.

... auch nicht zu spät

Doch das gilt nicht grenzenlos. Denn es gibt auch gute Gründe, nicht zu lange zu warten. Wer trotz starker Schmerzen einfach weitermacht, versucht automatisch, die geschädigten Bereiche zu schonen. Dadurch können sich Statik und Gang verändern, Muskeln und Sehnen verhärten. Möglicherweise nehmen auch andere Gelenke und die Wirbelsäule Schaden. In Nacken und Schultern kommt es zu Verspannungen. Der Alltag wird immer schwieriger. Schäden, die in dieser Zeit entstehen, verschwinden auch nach einer Operation nicht unbedingt wieder. Schmerzen können chronisch werden. Auch die Reha-Phase dauert meist länger, wenn man schon vor der OP in einem schlechten Zustand ist. Letztendlich lässt sich die Frage „Wann ist es zu spät?" nicht pauschal beantworten, denn jeder Mensch ist unterschiedlich belastbar. Es ist wichtig zu wissen, dass die Entscheidung für oder gegen eine Knie-Endoprothese individuell getroffen wird und von vielen Faktoren abhängt.

Möglichst viele Fragen stellen

Um den richtigen Moment zu finden, sollten Sie sich viele Fragen stellen.

Stellen Sie sich selbst folgende Fragen:

- Habe ich eine fortgeschrittene Arthrose?
- Kenne ich den typischen Anlaufschmerz bei den ersten Bewegungen morgens nach dem Aufwachen?
- Tut mein Knie abends weh, besonders nach anstrengenden Tagen?
- Ist mein Kniegelenk regelmäßig geschwollen?
- Habe ich intensives Krafttraining der Oberschenkelmuskulatur auf der Vorder- und Rückseite gemacht und dadurch keine Besserung erzielt?
- Ist mein Kniegelenk nicht mehr so beweglich (eine geringe Verschlechterung der Streckung reicht schon)?
- Wird es auch nach der Physiotherapie nicht besser?

Wenn Sie alle Fragen mit Ja beantwortet haben, spricht das eher für ein künstliches Gelenk.

Stellen Sie folgende Fragen an Ihre Ärztin oder Ihren Arzt:

- Gibt es neben der fortgeschrittenen Arthrose noch eine andere Erklärung für meinen Kniegelenkschmerz?
- Bestehen Möglichkeiten, meine Beschwerden ohne Operation zu lindern – zum Beispiel mit Maßnahmen wie PRP, Hyaluronsäure-Injektionen, Embolisation (siehe auch S. 46 f.) oder einfachen Dingen wie Einlagen für die Schuhe?

- Habe ich andere konservative Therapien in ausreichendem Maße probiert – mit Physiotherapien und Gewichtsmanagement zur Schmerzlinderung und zur Verbesserung der Kniegelenkfunktion?

- Kann ich in Sachen Lebensstil noch mehr tun, um die Symptome zu lindern – etwa orthopädische Schuhe und/oder Kniebandagen tragen oder auf eine entzündungshemmende Ernährung achten (siehe S. 102)?

- Ist es in meinem Fall möglich, statt einer vollständigen Endoprothese nur einen Teil des Kniegelenks oder den Knorpel zu ersetzen? Das kann eine Option sein, wenn der Schaden auf einen bestimmten Bereich des Knies beschränkt ist.

- Kommen bei mir moderne minimalinvasive Chirurgietechniken infrage, die kürzere Erholungszeiten und weniger Schmerzen nach der Operation möglich machen?

- Kann man den Knorpelschaden in meinem Kniegelenk mit anderen Methoden beheben oder die Schmerzen unter Kontrolle bekommen – zum Beispiel durch reparative Verfahren am Knochen beziehungsweise an Knorpeln, eine Achsenkorrektur (Umstellungsosteotomie) oder gegebenenfalls sogar einen Teilersatz?

Je mehr Fragen Ihre Ärztin oder Ihr Arzt verneint, desto wahrscheinlicher wird ein künstliches Kniegelenk.

ERFAHRUNG ZÄHLT

Wichtig ist es, erfahrene Spezialistinnen oder Spezialisten zu finden. Ich empfehle meinen Patientinnen und Patienten immer, sich nur von Ärztinnen oder Ärzten ein künstliches Kniegelenk einbauen zu lassen, die mindestens 80, besser 120 solcher Prothesen im Jahr implantieren. Hier kann man einfach sagen: Übung macht den Meister.

WISSENSWERTES ZUR OPERATION

Wenn Sie sich für eine Prothese als letzten Ausweg entschieden haben, kommen viele Fragen auf Sie zu, denn der Klinikaufenthalt sollte gut geplant werden.

Brauche ich eine Vollnarkose?
Meist wird unter Vollnarkose operiert. Möglich ist auch eine Teilnarkose, die sogenannte Spinalanästhesie, bei der Sie ansprechbar bleiben und nur die unteren Extremitäten betäubt werden. Wer während des Eingriffs nicht „schlafen" will, kann so die Vollnarkose umgehen.

Wie lange dauert die Operation?
Meist dauert die OP (inklusive OP-Gebiet abdecken und reinigen) eineinhalb bis zwei Stunden. Patientinnen und Patienten bleiben anschließend 5 bis 10 Tage im Krankenhaus. Nach 10 bis 15 Tagen können Operationsfäden und -klammern entfernt werden.

Was passiert danach?
Die Schmerzen werden mit Medikamenten gelindert. Die Physiotherapie beginnt sehr früh. Häufig kann man schon am ersten Abend nach dem Eingriff oder am nächsten Tag die ersten Schritte mit Gehstützen machen.

Wie geht es nach dem Krankenhaus weiter?
In der Regel schließt sich eine stationäre Reha an, die etwa drei Wochen dauert.

Wann kann ich wieder arbeiten?
Je nach Verlauf dauert es zwei bis vier Monate bei sitzender Tätigkeit. Manchmal kann man in dieser Zeit stundenweise etwas tun (Wiedereingliederung). Menschen mit körperlich belastender Arbeit benötigen in der Regel mindestens ein halbes Jahr. Lassen Sie sich dazu von Ärztinnen und Ärzten oder beim Sozialdienst in der Reha beraten.

Wann bin ich wieder fit?
Das hängt unter anderem vom Alter, von den Muskeln, vom sonstigen Gesundheitszustand und von der Motivation ab. Im Durchschnitt kann man den Alltag nach drei Monaten wieder bewältigen und mit geeigneten Sportarten beginnen. Das optimale Endergebnis ist aber oft erst nach einem Jahr erreicht.

AUSBLICK: NACH DER OPERATION

Wie es nach einer Knie-OP weitergeht? Wichtig ist es zunächst einmal, das richtige Maß an Belastung zu finden. Die Muskulatur sollte möglichst früh wieder aufgebaut werden, denn sie muss dem neuen Gelenk Halt geben.

Nach der OP gilt: Bewegung ist mit einem künstlichen Gelenk genauso wichtig wie früher. Stellen Sie sich darauf ein, dass es eine Zeitlang dauert, bis das Kniegelenk wieder so belastbar ist wie vor der Operation.

Die Muskulatur erhalten

Am Anfang geht es vor allem darum, die Schmerzen zu bekämpfen, die durch den Eingriff entstanden sind, und gleichzeitig die Bewegung nicht zu vernachlässigen. Denn sonst können sich Verklebungen im Gewebe bilden und es wird später schwieriger, das Knie wieder richtig zu beugen und zu strecken. Wenn alles gut läuft, beginnt die Physiotherapie bereits am Tag der Operation (oder am Tag darauf). Das Problem ist, dass die Muskulatur rund um das Kniegelenk verschwindet (medizinisch „atrophiert"), wenn sie nicht mehr gefordert wird. Das sollte man verhindern, denn es dauert sehr viel länger, die Muskeln wieder aufzubauen, wenn sie erst einmal verkümmert sind. Bewegungsschienen, Gehwagen oder Gehhilfen unterstützen, solange das neue Gelenk noch nicht ausreichend belastbar ist.

Reha-Möglichkeiten

Ob ambulant, stationär oder teilstationär hängt von unterschiedlichen Faktoren ab – zum Beispiel von der Art der Prothese. Am besten besprechen Sie das mit den Ärztinnen und Ärzten oder mit dem Sozialdienst in der Klinik. Zum Reha-Programm gehört in der Regel Physiotherapie, Sporttherapie und Physikalische Therapie. Sobald Sie wieder laufen können, bekommen Sie gezielte Übungen – insbesondere zur Stärkung der Oberschenkelmuskulatur, die für die Bewegung des Knies verantwortlich ist. Das Training wird individuell auf Ihre Bedürfnisse abgestimmt. Entscheidend dabei: Bauen Sie die nötige Kraft auf, um alle Funktionen des Gelenks bei einer optimalen Bewegungsqualität wiederherzustellen.

Schmerzen trotz Prothese

Nicht immer ist nach dem Einsatz einer Kniegelenkprothese alles gut. Dafür gibt es verschiedene Ursachen. Was steckt dahinter und was können die Betroffenen tun? Etwa 20 Prozent aller Menschen mit Kniegelenkprothese sind damit nicht glücklich, sagt die Statistik. Bei der Hälfte von ihnen wurde das Kunstgelenk nicht richtig eingebaut oder es sind Fehler bei der Planung oder der Operation passiert. Auch Narben, die nicht verheilen wie erwartet („überschießende Narbenbildung"), können bei Bewegungen stören; manchmal ist deshalb eine zweite Operation notwendig. Bei der anderen Hälfte sieht das neue Gelenk auf dem Röntgenbild perfekt aus und niemand kann eindeutig erkennen, warum die Betroffenen nicht schmerzfrei und zufrieden durch die Gegend laufen. Natürlich sind auch zu hohe Erwartungen an das neue Kniegelenk nicht auszuschließen, die dann unweigerlich dazu führen, dass Patientinnen und Patienten mit ihren neuen Gelenken unglücklich sind. Bedenken Sie: Wenn es im ersten Jahr nach der Operation hier und da noch etwas wehtut, ist das normal. In 10 Prozent der Fälle liegt kein strukturelles, sondern ein funktionelles Problem vor. Die Patienten können ihr Kniegelenk nicht angemessen „bedienen", weil die Muskulatur drum herum nicht gut funktioniert. Dafür wiederum gibt es mehrere mögliche Ursachen. Es kann zum Beispiel ein muskuläres Ungleichgewicht – zwischen der vorderen und der hinteren Muskelgruppe – vorliegen. Oder ein bestimmter Muskel springt gar nicht erst an. Eine andere Möglichkeit: Alle Muskeln, die an einer Bewegung beteiligt sind, sind zwar da, die Koordination zwischen ihnen funktioniert aber nicht mehr.

Auch andere Gelenke im Blick behalten

Ebenfalls problematisch wird es bei neuropathischen brennenden oder stechenden Schmerzen, die entstehen, weil die betroffenen Nervenreize jetzt anders wahrgenommen werden als vorher. Kommt es neben starken anhaltenden Schmerzen nach der OP auch zu Veränderungen der Hautfarbe und der Transpiration, so könnte ein chronisches regionales Schmerzsyndrom vorliegen. Das passiert zum Glück zwar äußerst selten, ist aber sehr schwerwiegend und muss daher umgehend vom Spezialisten behandelt werden. Und nicht zu vergessen: In manchen Fällen sind auch andere Gelenke – wie zum Beispiel die Hüfte oder die Sprunggelenke – die Ursache für Knieschmerzen nach einer Operation.

Mein Tipp: Bitte ignorieren Sie anhaltende Schmerzen nicht. Sonst verschlimmern sie sich nur. Gehen Sie möglichst sofort zu Ihrer Ärztin oder Ihrem Arzt und lassen Sie sich helfen.

MEIN ÜBUNGS-PROGRAMM

So, nun kann es endlich losgehen! Passend zu den Trainingsplänen finden Sie auf den folgenden Seiten 30 Übungen für Ihre individuellen Beschwerden. Wer nicht nach Trainingsplan trainiert, sondern nur prophylaktisch seine Knie stärken möchte, pickt sich einfach die Übungen raus, die ihm guttun – und steigert nach und nach die Intensität.

BEVOR ES LOSGEHT

Ehe Sie mit dem Training beginnen, sollen Sie noch ein paar Dinge wissen. Lesen Sie hier, wie und warum Sie sich am besten auf Ihr Training vorbereiten, was es mit dynamischem und statischem Dehnen auf sich hat und wie Sie die Übungen optimal nutzen.

Die häufigsten Krankheitsbilder sowie die entsprechenden Trainingspläne habe ich Ihnen bereits vorgestellt.
Wenn Sie bestimmte Beschwerden gezielt lindern wollen, absolvieren Sie das dazu passende Programm 12 Wochen lang. Dabei steigern Sie die Intensität von Woche zu Woche, indem die Übungen schwerer werden und die Anzahl der Einheiten, Sätze und Wiederholungen zunimmt. Sie können Übungen, die Ihnen guttun, natürlich auch einzeln durchführen.

Die richtige Vorbereitung

Bevor Sie Sport treiben beziehungsweise Übungen machen, sollten Sie sich immer darauf vorbereiten. Das sogenannte „Movement Prep" hat zwei wichtige Hintergründe: Zum einen aktivieren Sie das Kniegelenk, bevor es belastet wird, und bewahren damit das muskuläre Gleichgewicht. Zum anderen werden die Knie- und andere Gelenke beweglicher, sodass Sie den vollen Bewegungsumfang nutzen können. Das kurze Aufwärmprogramm ist für alle großen Muskelgruppen geeignet. Dabei geht es nicht um hochkonzentriertes Training und die gezielte Belastung der Muskulatur, sondern eher um die dynamische Aktivierung der Muskelgruppen. Führen Sie die Übungen so aus, dass Sie damit in Schwung kommen, aber nicht erschöpft werden.

Wiederholen Sie vorm Sport die folgenden Übungen jeweils fünfmal:

1. Für die Unterschenkelrotation stellen Sie sich auf ein Bein und kreisen das andere in einem größer werdenden Radius (Übung 3 auf S. 124).

2. Machen Sie einen tiefen Schritt nach vorne, bei dem Sie beide Kniegelenke beugen und dem Boden möglichst nahe kommen. Nach fünf Schritten wechseln Sie die Seite. Dehnen Sie dabei den Oberkörper auf, indem Sie einen Arm nach oben und den anderen zur Seite dehnen.

3. Aktivieren Sie die hintere Muskelgruppe des Oberschenkels mit der Brücke (Übung 12 auf S. 133).

4. Beim Wadenheben (Übung 13 auf S. 134) werden die Wadenmuskeln aktiv.

5. Im Vierfüßlerstand aktivieren Sie den Rumpf, indem Sie das rechte Bein und den linken Arm gleichzeitig gestreckt anheben und dann Ellenbogen und Knie unterm Körper zusammenführen, ohne den Boden zu berühren. Machen Sie die Übung fünfmal und wechseln Sie dann die Seite.

Statisches und dynamisches Dehnen

Das sind zwei unterschiedliche Techniken zur Verbesserung der Mobilität und Flexibilität des Körpers. Beim statischen Dehnen halten Sie die Position der erreichten Dehnspannung für eine bestimmte Dauer und die jeweilige Muskulatur wird sanft in die Länge gezogen. Daher kann die Muskulatur dabei gekräftigt werden; es sollte eher den Abschluss der Trainingseinheit bilden. Beim dynamischen Dehnen machen Sie in die erreichte Dehnspannung kleine kontrollierte Bewegungen hinein, die Sie auch für eine bestimmte Dauer durchführen. Diese Technik, die ebenfalls die Muskeln auseinanderzieht, gibt zusätzlich anregende Impulse, welche die Gelenke erwärmen, die Blutzirkulation erhöhen und die Muskeln aktiv einbeziehen. Dynamisches Dehnen dient eher der Mobilisation von Muskeln und Gelenken. Man kann es daher im Training sowohl in ein Aufwärmprogramm als auch ins Übungsprogramm zwischendurch zur Auflockerung integrieren. Es bietet sich an, beide Techniken für die hier dargestellten Übungen zu nutzen, da jedes Training sehr von Variation profitiert. So stimulieren diese Variationen die trainierten Muskeln und Gelenkstrukturen optimal und sorgen für eine bestmögliche Funktionalität.

Nach dem Training

Wenn Sie Ihre Übungen durchgeführt haben, lohnt sich die Weichteilpflege. Eine gut geeignete Maßnahme ist zum Beispiel die Nutzung einer Faszienrolle oder eines Tennisballs. Rollen Sie Ihre Muskeln einfach mit leichtem Druck über die Rolle oder den Ball, sodass es sich wie eine Massage anfühlt. Ein paar Minuten für jede der großen Muskelgruppen lohnen sich. Allerdings nicht nur an die Beine vorne und hinten sowie die Waden denken, auch Ihr Gesäß und die Fußsohlen werden es Ihnen danken.

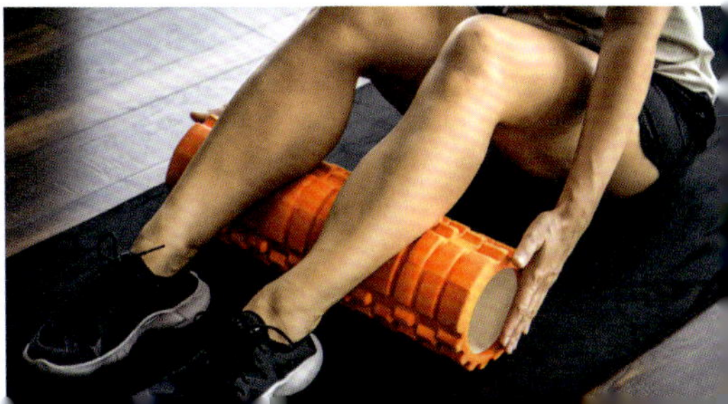

1 UNTERSCHENKEL-ROTATION I

Diese Übung mobilisiert das Kniegelenk, ohne es zu belasten, kräftigt sanft die gelenkumgebende Muskulatur und unterstützt den Stoffwechsel.

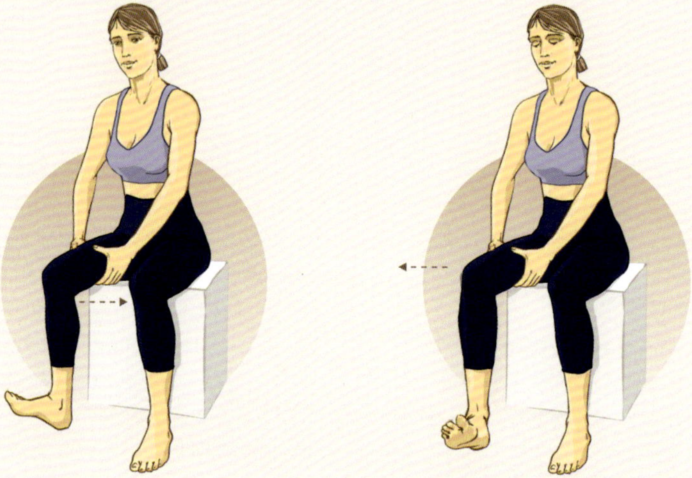

1. Sie sitzen auf einem Hocker, die Beine ungefähr hüftbreit aufgestellt.

2. Heben Sie ein Bein leicht vom Boden ab und unterstützen Sie das Bein, indem Sie es mit den Händen umfassen. Die Fußspitzen sollen nach oben zeigen.

3. Führen Sie nun die Fußspitzen abwechselnd nach innen und außen. Sie sollten nun merken, dass sich Ihr Unterschenkel im Kniegelenk nach innen und außen dreht.

4. Führen Sie die Rotation zu jeder Seite und für jedes Bein aus.

TIPP: Das Fußgelenk ist fest fixiert und die Bewegung des Fußes wird aus dem Kniegelenk gesteuert. Die Rotation wird vollständig ausgenutzt.

② KNIEKREISEN

Diese Übung mobilisiert sämtliche Gelenkstrukturen im Kniegelenk und aktiviert die Stoffwechselprozesse dort. Zugleich wird das Fußgelenk mobilisiert und Ihre Koordination ein wenig gefordert.

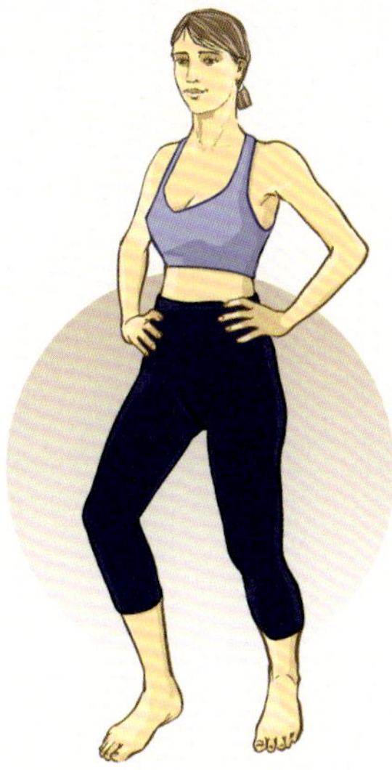

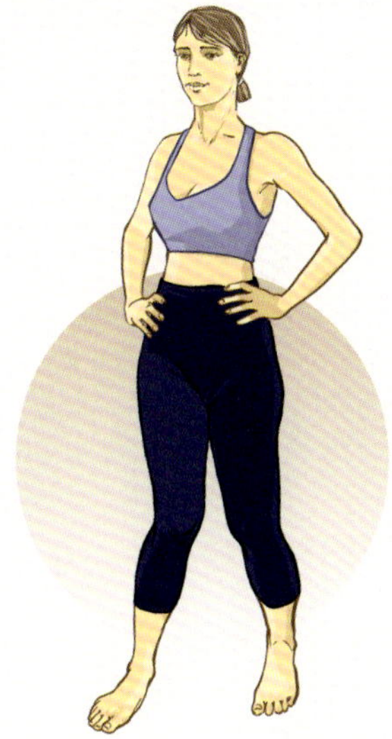

1. Sie beginnen in Schrittstellung, Knie leicht gebeugt, vorderer Fuß fest am Boden, hinterer Fuß leicht auf den Zehen in stützender Funktion.

2. Führen Sie das vordere Knie kreisförmig von innen (X-Bein) nach außen (O-Bein) und dann hinten herum im Bogen zurück. Der vordere Fuß steht fest am Boden dabei.

3. Gehen Sie sowohl im als auch gegen den Uhrzeigersinn vor und führen Sie die Übung für beide Knie durch.

TIPP: Gestalten Sie mit dem Knie eine möglichst große, raumgreifende und kreisende Bewegung.

③ UNTERSCHENKEL-ROTATION II

Diese Übung mobilisiert das Kniegelenk. Zugleich erfolgt eine leichte Kräftigung von Oberschenkel-, Hüftbeuge- sowie Schienbeinmuskulatur.

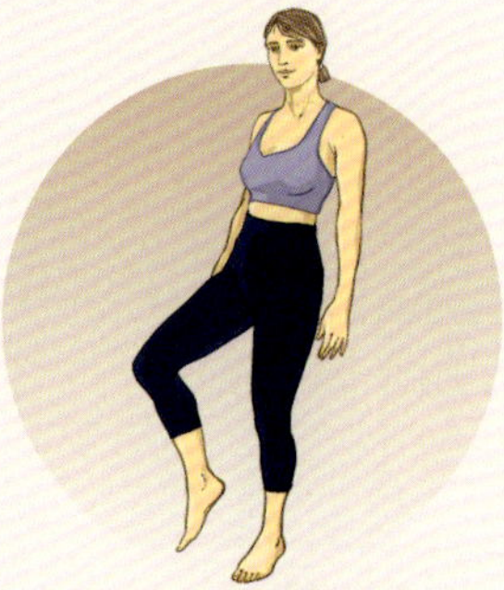

1. Heben Sie aus dem Stand gebeugt ein Bein und ziehen Sie die Zehenspitzen heran. Das Standbein steht stabil und ganz leicht gebeugt.

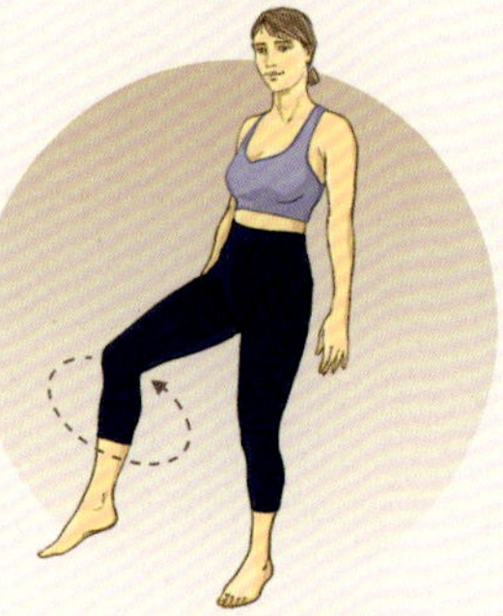

2. Kreisen Sie nun aus dem Kniegelenk zunächst klein, dann in immer größerem Radius den Unterschenkel erst in die eine, dann die andere Richtung.

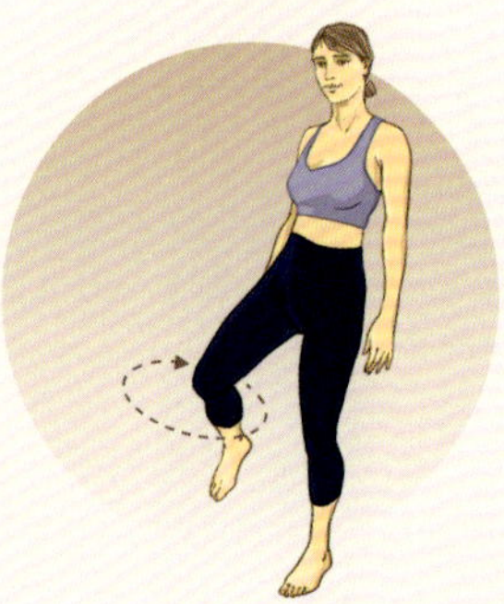

3. Wiederholen Sie die Kreise für jedes Bein.

TIPP: Üben Sie in freier Balance, um die wertvolle tiefenmuskuläre Kräftigung im gesamten Standbein zu nutzen. Nur bei sehr großer Unsicherheit halten Sie sich irgendwo fest.

4 BEINSTRECKEN IM SITZEN

Diese Übung aktiviert und kräftigt die Oberschenkelvorderseite und stabilisiert das Knie. Sie kräftigt auch den Rumpf und wirkt positiv auf die Körperhaltung.

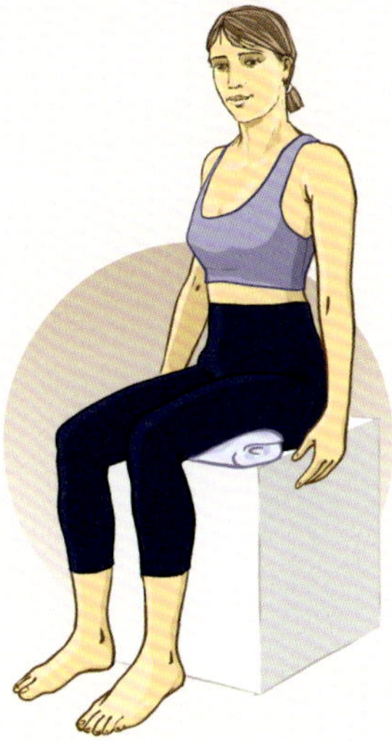

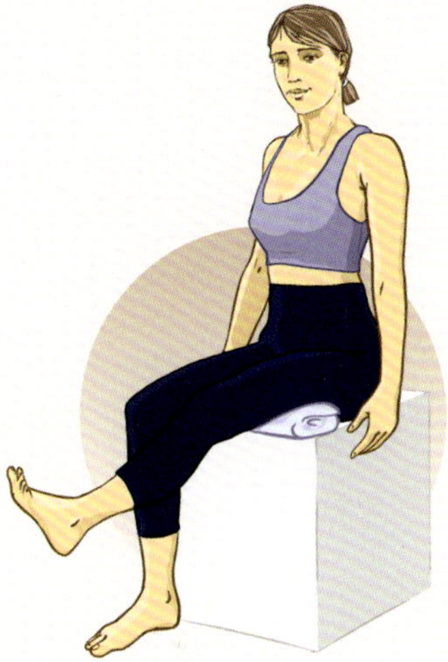

1. Sie sitzen aufrecht, hüftbreite rechtwinklig aufgestellte Beine, eine Handtuchrolle in Kniehöhe unter dem Trainingsbein platziert, den Bauch leicht eingezogen und die Brust herausgestreckt.

2. Strecken Sie das Bein mit herangezogenem Fuß komplett, Ihre Oberschenkelmuskulatur sollte voll angespannt sein und Ihre Zehenspitzen zeigen zu Ihrem Gesicht.

3. Verharren Sie einige Sekunden in der Streckung und beugen Sie das Bein dann kontrolliert und sehr langsam (ca. 5 Sekunden) wieder mit weiterhin angespanntem Oberschenkelmuskel, ohne es vor der nächsten Wiederholung abzusetzen. Danach führen Sie die Übung mit dem anderen Bein durch.

5 WANDSITZ

Der Wandsitz ist eine effektive und statische Übung zur Kräftigung der Bein-, Gesäß- und Rumpfmuskulatur.

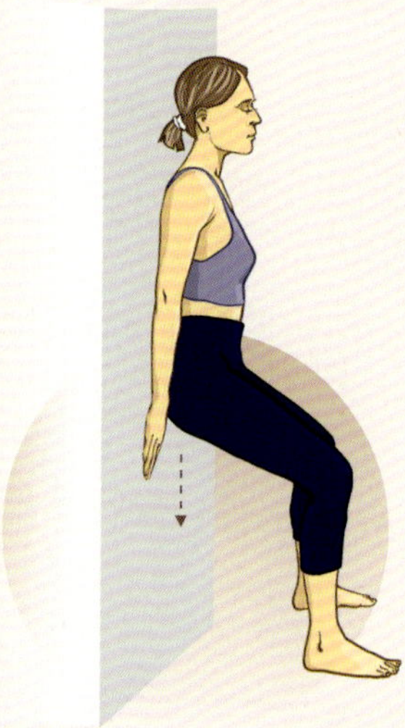

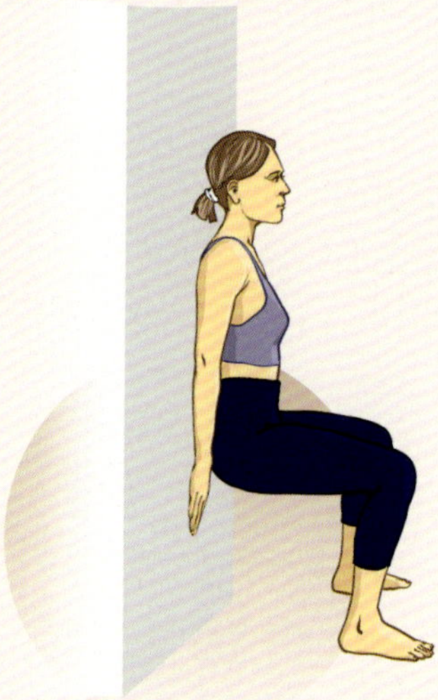

1. Sie stehen aufrecht, den Rücken an einer Wand, die Füße hüft- bis schulterbreit etwa 60 cm von der Wand entfernt, die Fußspitzen nach vorne gerichtet. Ihre Schultern sollten Sie an der Wand spüren.

2. Gleiten Sie langsam an der Wand nach unten, bis die Kniegelenke 90 Grad gebeugt sind.

3. Halten Sie den Rumpf aktiv stabilisiert und aufrecht, die Arme lang nach unten oder vor der Brust verschränkt.

4. Halten Sie diese Position (zu Beginn ca. 15 Sekunden, nach und nach steigern).

TIPP: Steigern Sie sukzessive die Haltezeit. Für noch mehr Intensität integrieren Sie abwechselndes Beinstrecken oder nehmen Hanteln dazu. Wichtig: Der Rumpf bleibt dabei fest wie ein Monument mit angespannter Bauchmuskulatur!

6 STEP-EINBEIN-KNIEBEUGEN

Diese Übung verbessert effektiv die Kniestabilität und kräftigt zudem Quadrizeps und Gesäß.

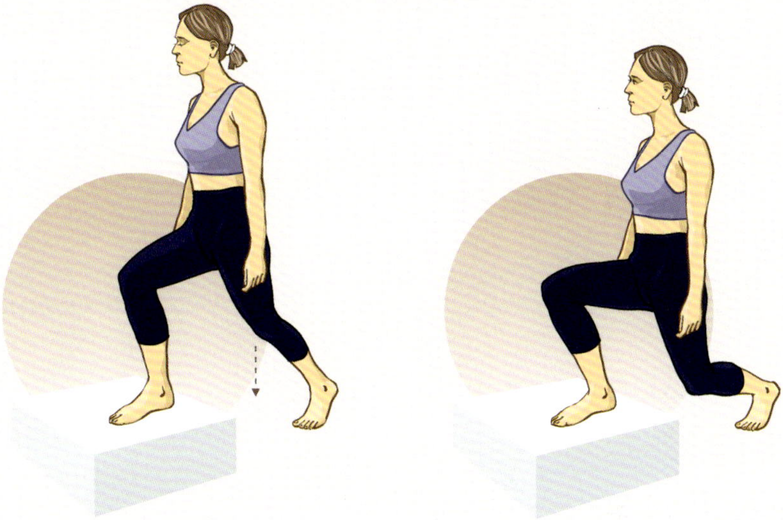

1. Stellen Sie den linken Fuß vollständig auf eine Stufe, der rechte Fuß dient als Stütze hinten auf Zehen oder Ballen.

2. Beginnen Sie nun auf der Stufe langsam und kontrolliert einbeinige Kniebeugen. Das Knie bewegt sich Richtung Fußspitze und darf bei dieser Übung über die Fußspitze ausweichen.

3. Halten Sie den Oberkörper aufrecht und stabil (Gesäß nach hinten schieben, Brust nach vorne strecken), die Arme in beliebiger Position.

4. Danach führen Sie die Übung mit dem anderen Bein aus.

TIPP: Experimentieren Sie ruhig einmal und geben Sie beim Beugen Ihr Gewicht mal hinten auf die Ferse und mal vorne auf die Ballen. Spüren Sie den Unterschied in der Kraftrichtung?

7 KNIEBEUGEN

Kniebeugen sind eine fundamentale Übung, um Kraft und Stabilität in der Beinmuskulatur zu verbessern. Sie fördern auch die Kniegesundheit und kräftigen den Rumpf.

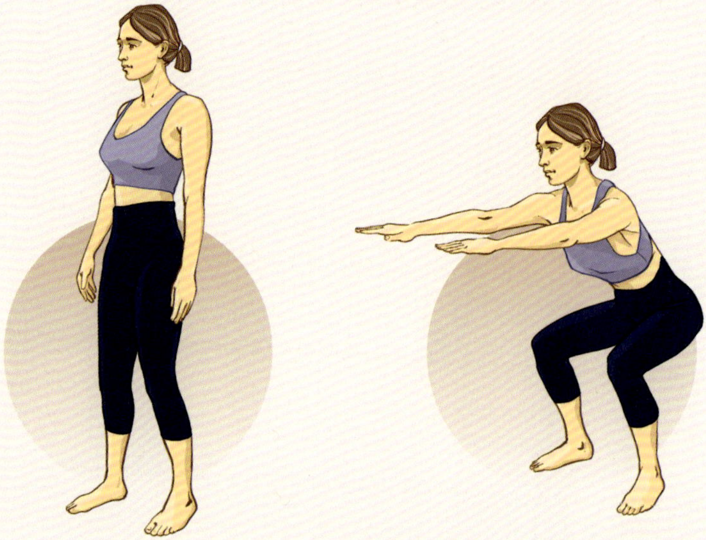

1. Sie stehen aufrecht mit etwa hüftbreit aufgestellten Füßen.

2. Aktivieren Sie Ihre Core-Muskulatur und verlagern Sie Ihr Körpergewicht auf die Fersen.

3. Beugen Sie die Knie und schieben Sie dabei das Gesäß nach hinten, als wollten Sie sich setzen. Die Knie dabei nicht über die Zehenspitzen hinaus nach vorne führen!

4. Gehen Sie so tief, wie Sie es kontrolliert durchführen können. Halten Sie den Oberkörper möglichst aufrecht und den Blick nach vorne gerichtet.

5. Sie sollten langsam und kontrolliert in die Knie gehen. Ruhiges Atmen in den Bauch dabei nicht vergessen!

6. Drücken Sie sich nun kraftvoll aus den Fersen wieder in die Aufrichtung.

8 FUSSHEBER UND KNIESTRECKER

Diese Übung kräftigt die Fußgelenke, Schienbeinmuskeln und Muskeln des vorderen Oberschenkels. Gleichzeitig wird die Wade gedehnt und das Kniegelenk maximal gestreckt.

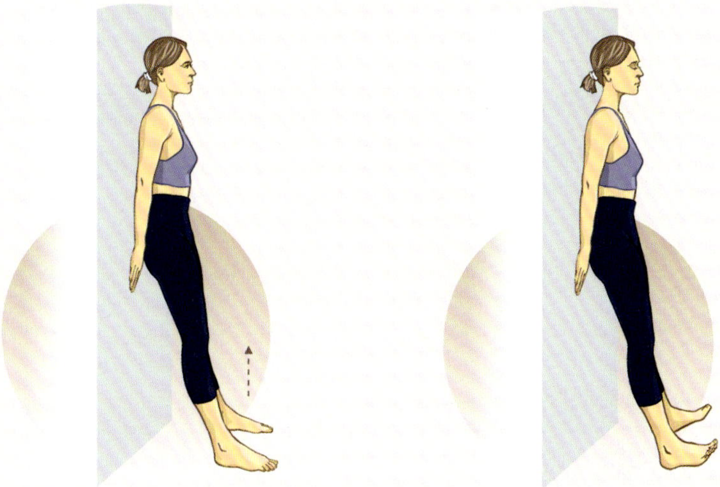

1. Sie lehnen aufrecht an einer Wand, die Beine komplett gestreckt und die Füße etwa hüftbreit auseinander und etwa in Fußbreite vor der Wand.

2. Heben Sie nun die Zehen samt Fußballen vom Boden ab, sodass Sie nur noch auf den Fersen stehen und die Spannung in den Schienbeinmuskeln spüren.

3. Drücken Sie die Kniegelenke nun aktiv nach hinten, sodass sie vollständig gestreckt werden. Unterstützend wirkt dabei die volle Anspannung der Oberschenkelmuskulatur.

4. Halten Sie diese Position (zu Beginn ca. 10 Sekunden, nach und nach steigern).

5. Senken Sie kontrolliert die Füße wieder ab und beugen Sie die Kniegelenke leicht.

9 ABDUKTION SEITLAGE

Diese Übung stärkt die äußeren Oberschenkel-, Gesäß- und Hüftmuskeln und stabilisiert den Beckenbereich.

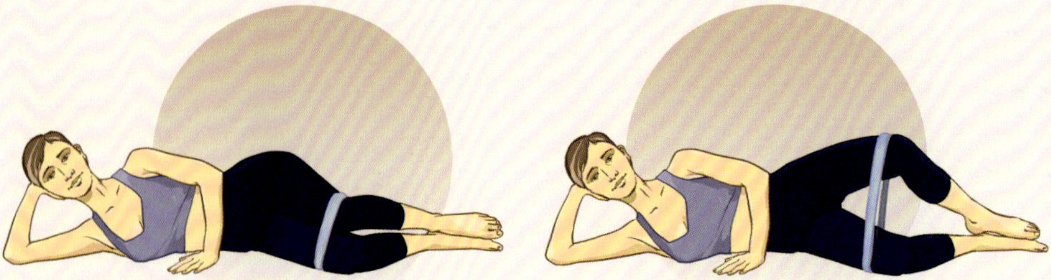

1. Befestigen Sie ein Thera-Miniband oberhalb der Knie um Ihre Oberschenkel und legen Sie sich auf die Seite, Beine und Hüfte leicht gebeugt, den Kopf auf den unteren Arm gestützt. Fangen Sie ruhig erst mit sehr leicht dehnbaren Therabändern an. Aber fordern Sie Ihre Abduktoren und wechseln Sie im Verlauf schnell auf Bänder mit höherem Widerstand oder doppeln Sie die Bänder.

2. Heben Sie das obere Bein gegen den Widerstand des Bandes nach oben in die Abduktion und halten Sie dort einen Augenblick inne.

3. Senken Sie das Bein kontrolliert und langsam wieder.

4. Wechseln Sie danach die Seite: Nun ist das andere Bein oben.

TIPP: Variieren Sie! Öffnen Sie die Hüfte, statt das Bein zu heben. Dabei bleiben die Füße geschlossen am Boden.

GUT ZU WISSEN: Auch der Hüft-Becken-Bereich steht in Verbindung mit der Kniegesundheit für eine optimale Statik und ermöglicht erst, dass das Kniegelenk in einer geraden Achse belastet werden kann.

⑩ HERABSCHAUENDER HUND

Diese Übung kräftigt vor allem die vordere Muskulatur des Knies und die gelenkumgebenden Strukturen, stärkt leicht den Quadrizeps und dehnt die gesamte Beinrückseite.

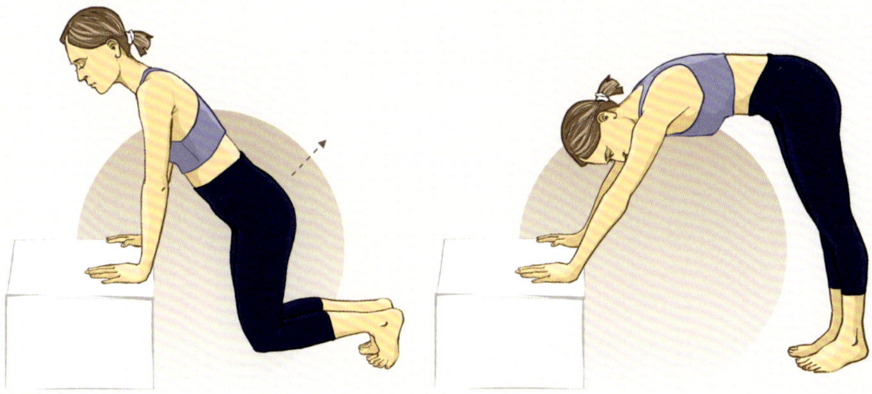

1. Stützen Sie sich mit den Händen oder Unterarmen erhöht auf (z. B. auf der Sofakante), die Beine in rechtwinkliger Position auf den Fußspitzen aufgestellt, die Knie „schweben" dicht über dem Boden.

2. Strecken Sie die Beine und führen Sie das Gesäß dabei nach oben wie beim herabschauenden Hund aus dem Yoga. Versuchen Sie in der Beinstreckung auch den gesamten Fuß am Boden zu platzieren bzw. drücken Sie die Ferse so weit zum Boden wie möglich.

TIPP: Für mehr Intensität stützen Sie sich nicht erhöht auf, sondern mit den Händen bzw. Unterarmen am Boden.

11 AUSFALLSCHRITT-KNIEBEUGE

Diese sehr anspruchsvolle Übung kräftigt die Bein- und Gesäßmuskeln und schult dazu das Gleichgewicht. Zugleich erfährt der Hüftbeuger des hinteren Beines eine dynamische Dehnung.

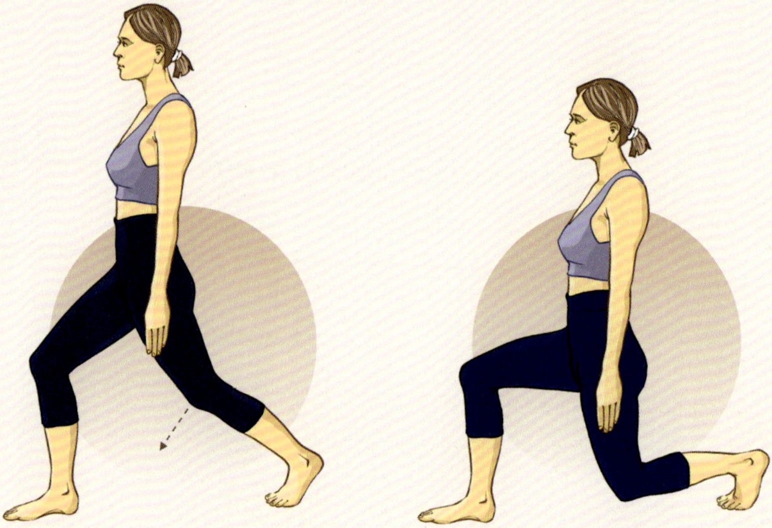

1. Gehen Sie in eine große Schrittstellung, die Füße nach vorne gerichtet.

2. Senken Sie das hintere Knie Richtung Boden, bis das vordere Knie und die Hüfte im 90-Grad-Winkel sind; der vordere Unterschenkel steht senkrecht.

3. Das Körpergewicht lagert während der gesamten Übung auf der Ferse des vorderen Beins.

4. Halten Sie den Oberkörper mit aktivierter Bauchspannung senkrecht, öffnen Sie stolz die Brust.

5. Die Hüfte des hinteren Beins ist in der tiefen Position in Streckung, der Fuß stützt auf dem Ballen.

6. Beugen und strecken Sie nun das vordere Bein dynamisch und wechseln Sie dann die Seite.

⑫ BRÜCKE VARIATION

Diese Brücke kräftigt sehr effektiv den hinteren Oberschenkel, das Gesäß und den unteren Rücken. Zudem wird die Hüftstabilität verbessert und eine gesunde Wirbelsäulenhaltung gefördert.

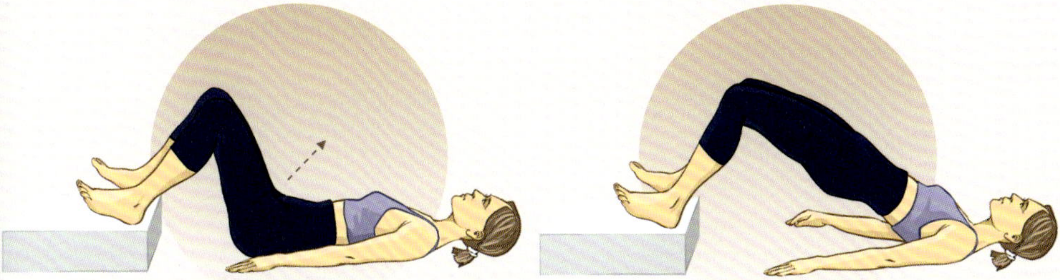

1. Legen Sie sich auf den Rücken, die Füße der angewinkelten Beine aufgestellt. Die Arme liegen neben dem Körper mit den Handflächen nach unten.

2. Spannen Sie Gesäß und Bauch an, bringen Sie die Füße auf die Fersen, heben Sie dann das Becken und rollen Sie konzentriert die Wirbel wie eine Kette nach oben, bis die Hüfte durchgestreckt ist und Oberkörper und Oberschenkel eine gerade Linie bilden.

3. Halten Sie kurz die Spannung und senken Sie den Körper kontrolliert wieder ab.

TIPP: Für zusätzliche Intensität heben Sie ein Bein ab und trainieren einbeinig. Halten Sie dabei die Fußspitze herangezogen. Oder trainieren Sie mit erhöht platzierten Füßen.

Sollten Sie bei der Übung ein krampfartiges Gefühl im hinteren Oberschenkel spüren, senken Sie Ihr Gesäß sofort wieder ab und versuchen es gleich noch einmal. Sehr schnell merkt man bei dieser Übung einen Trainingseffekt und das Gefühl des bevorstehenden Krampfes verschwindet.

⑬ WADENHEBEN

Wadenheben ist eine effektive Übung zur Stärkung der Unterschenkel, insbesondere der Wadenmuskeln. Zudem fördert sie die Knöchelstabilität und unterstützt so die Kniegesundheit.

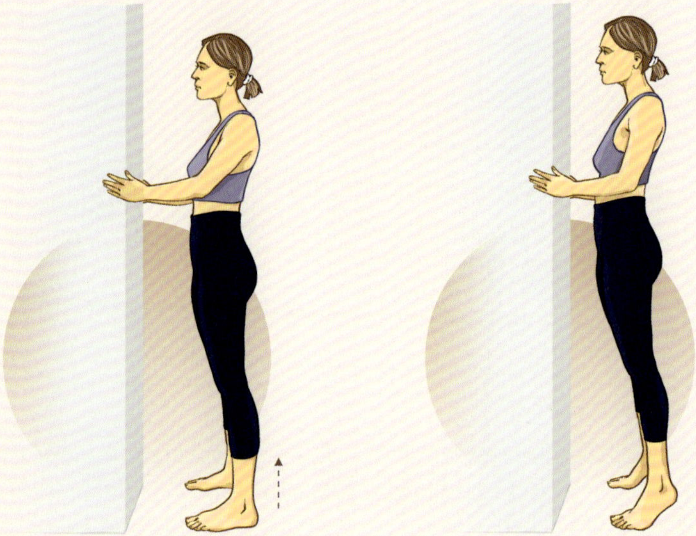

1. Sie stehen aufrecht, die Füße hüftbreit positioniert.

2. Heben Sie nun die Fersen so weit wie möglich, indem Sie sich auf Fußballen und Zehen stellen. Halten Sie sich dabei ggf. an einer Wand fest für sichere Bewegung.

3. Halten Sie die höchste Position eine Weile und senken Sie dann kontrolliert die Fersen wieder.

TIPP: Für mehr Intensität üben Sie einbeinig. Oder stellen Sie sich für einen größeren Bewegungsumfang mit den Vorderfüßen auf eine Stufe, um die Ferse noch tiefer abzusenken.

14 ADDU-ABDU-KOMBI

Diese Kombinationsübung für Adduktion und Abduktion fördert die Stabilität im Hüftbereich und stärkt die inneren und äußeren Oberschenkelmuskeln.

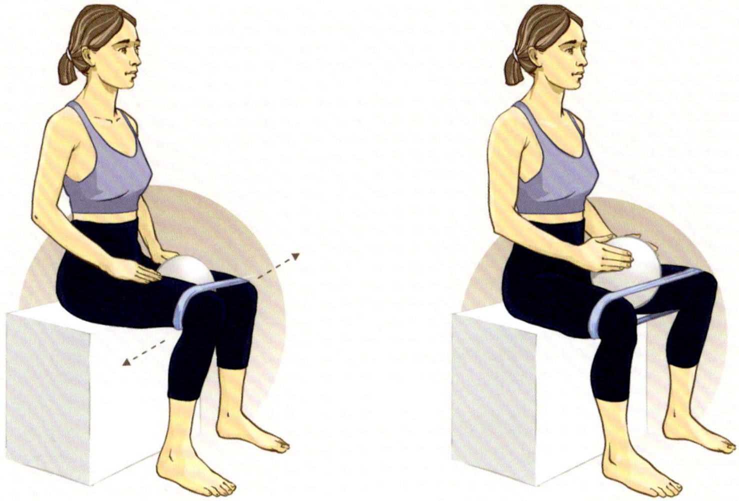

1. Sie sitzen auf einem Stuhl mit einem Thera-Miniband oberhalb der Knie um die Oberschenkel und einem Ball (oder Kissen) zwischen den Knien.

2. Drücken Sie nun kontrolliert mit den Beinen auf den Ball, um die Adduktoren zu aktivieren.

3. Dann führen Sie die Beine nach außen gegen den Bandwiderstand und aktivieren die Abduktoren. Halten Sie dabei mit der Hand den Ball so lange in Position, bis das Drücken wieder erfolgt.

TIPP: Zur Variation können Sie auch zuerst komplett das Training für die Adduktoren und danach für die Abduktoren machen.

⑮ HÜFT-BEIN-KOMBI

Diese sichere Kombinationsübung kräftigt den gesamten Hüftbereich. Es ist ein perfekter Einstieg für Menschen, die lange nicht trainiert haben.

1. Stellen Sie sich neben einen Stuhl, die linke Hand leicht an der Lehne abgestützt und heben Sie das rechte Bein ab.

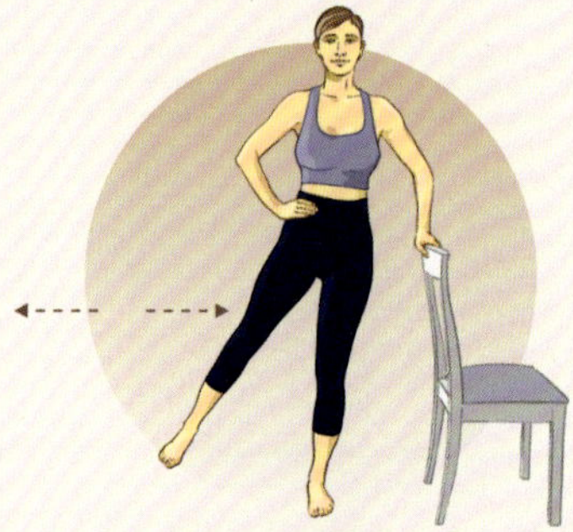

2. Führen Sie das Bein in sämtliche Freiheitsgrade bis zur Spannungsgrenze zur Seite, lang nach hinten und vorne – dabei die Fußspitze immer herangezogen – sowie gebeugt nach hinten und vorne, ohne es zwischendurch abzusetzen.

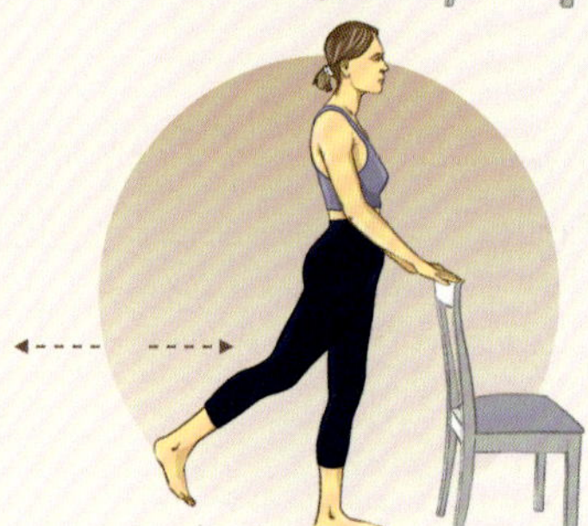

3. Dann mit der rechten Hand leicht gestützt das linke Bein trainieren. Der Oberkörper bleibt fest und aufrecht, nur das Bein trainiert.

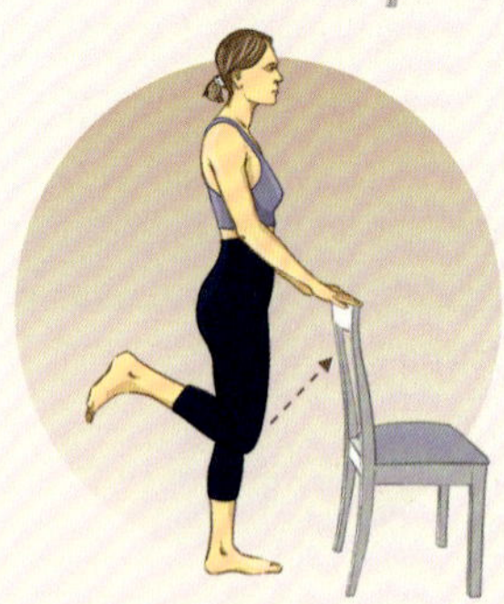

TIPP: Halten Sie das Standbein immer leicht gebeugt. Spüren Sie, dass auch dieses Bein vom Fuß bis in die Hüfte intensiv arbeitet?

16 BEINHEBEN IN RÜCKENLAGE

Diese Übung kräftigt nicht nur den Quadrizeps, sondern verbessert auch die gesamte Rumpfstabilität, insbesondere Bauch und Hüfte.

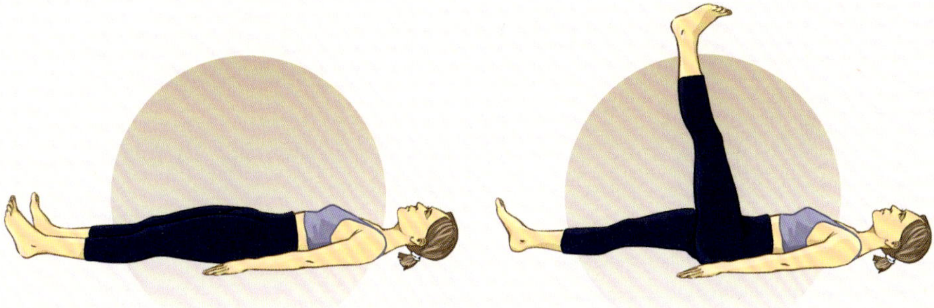

1. Sie liegen auf dem Rücken mit gestreckten Beinen

2. Spannen Sie den Bauch und drücken Sie den unteren Rücken in den Boden.

3. Heben Sie das linke Bein möglichst gestreckt so weit es geht nach oben, Fußspitze herangezogen.

4. Halten Sie kurz inne und senken Sie dann kontrolliert wieder ab, ohne das Bein ganz abzulegen. Strecken Sie das Bein erneut nach oben und senken Sie es wieder.

5. Wiederholen Sie das Auf und Ab auch für das andere Bein.

TIPP: Halten Sie den unteren Rücken immer am Boden. Ist es zu schwer, dann beugen Sie das Knie leicht bzw. bewegen Sie das Bein in einem kleineren Bereich auf und ab. Alternativ legen Sie das Bein in ein langes Theraband und ziehen das Bein ein bisschen mit hoch während des Anhebens. Ist die Übung zu leicht, können Sie auch beide Beine gleichzeitig anheben.

⑰ WANDDRÜCKEN

Diese Übung kräftigt die Beine, insbesondere Oberschenkel, Gesäß und alle Strukturen, die das Kniegelenk umgeben. Sie aktiviert auch die Rumpfmuskeln.

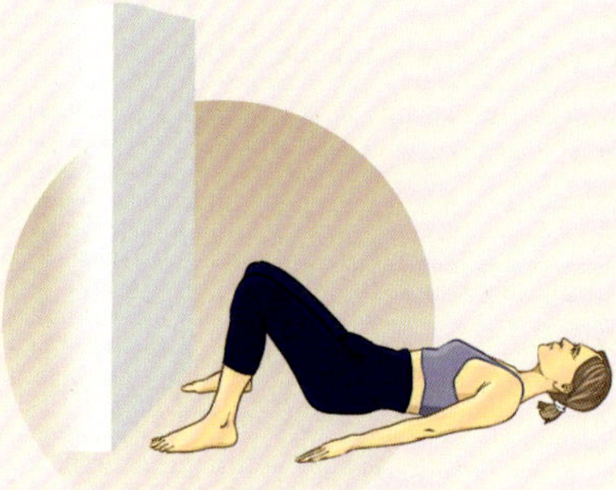

1. Setzen Sie in Rückenlage auf einer rutschfesten Unterlage einen Fuß an die Wand, ungefähr im 90-Grad-Winkel.

2. Pressen Sie den Fuß in die Wand und spüren Sie, wie sich die Kraft durch das Bein zieht und über das Becken in den Rumpf fortpflanzt.

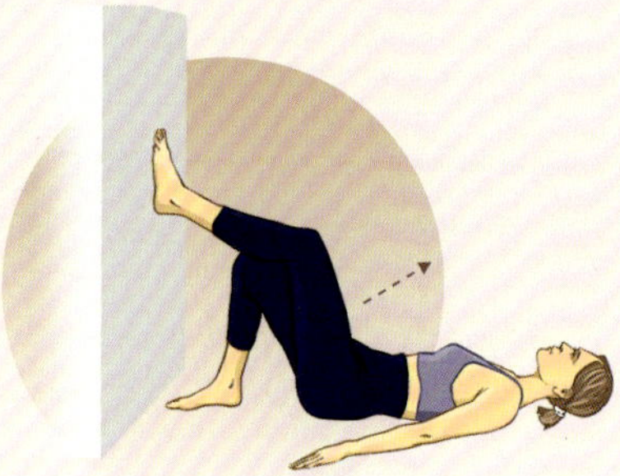

3. Führen Sie die Übung auch mit dem anderen Fuß durch.

Drei Variationen:

1. **Vergrößern Sie den Beinwinkel.**
2. **Lösen Sie das Becken und schieben Sie es wie bei der Brücke nach oben durch.**
3. **Spielen Sie mit dem Druck: Drücken Sie mal aus der Ferse, mal aus den Ballen und erspüren Sie den unterschiedlichen Kraftverlauf.**

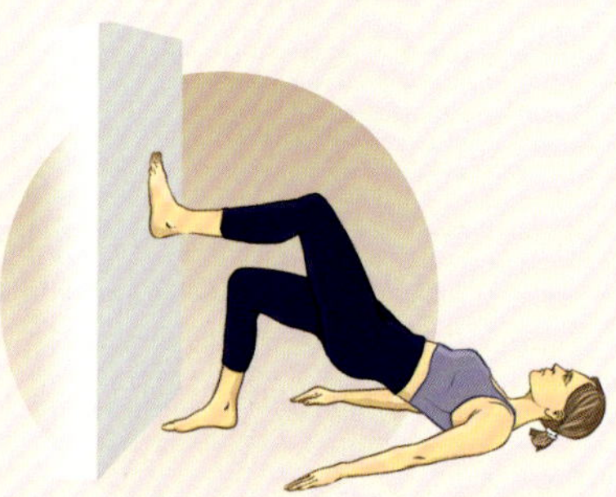

18 EINBEIN-KNIEBEUGE VARIATION

Gestärkt wird die gesamte Beinmuskulatur und sehr intensiv auch das Knie samt gelenkumgebenden Strukturen. Zugleich schulen Übungen in Schrittstellungen das Gleichgewicht.

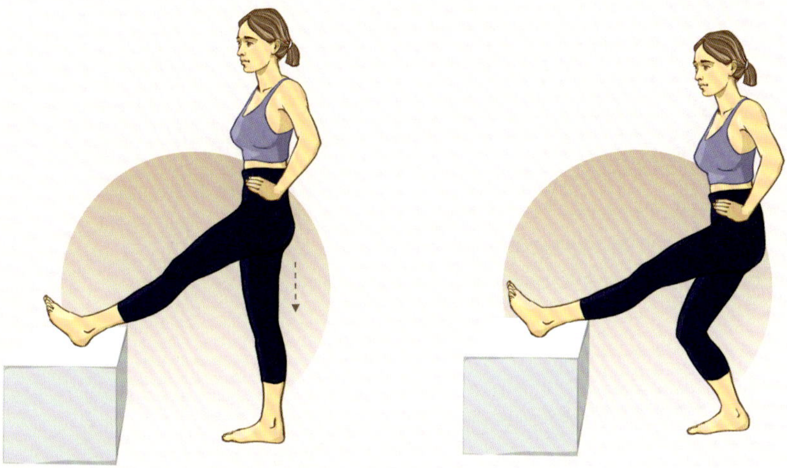

1. Sie stehen auf einem Bein, das andere Bein gestreckt vorne erhöht auf einem Hocker mit herangezogener Fußspitze.

2. Halten Sie den Oberkörper fest und aufrecht, das abgelegte Bein so gestreckt wie möglich, und beugen Sie kontrolliert und langsam das Standbein. Tragen Sie Ihr Gewicht auf der Ferse und schieben Sie das Gesäß nach hinten.

3. Bringen Sie sich aus dem Druck der Ferse wieder in die Aufrichtung.

4. Wiederholen Sie die Übung für beide Seiten.

TIPP: Als Variation halten Sie das Bein auf dem Hocker gebeugt bei der Übung und machen den übrigen Ablauf wie beschrieben.

19 O-X-GLEITEN

Das O-X-Gleiten trainiert die Kraftausdauer der Beine und aktiviert intensiv die Hüft-, Knie- und Fußgelenke. Außerdem hilft es der Koordination der entgegengesetzt wirkenden Muskelgruppen.

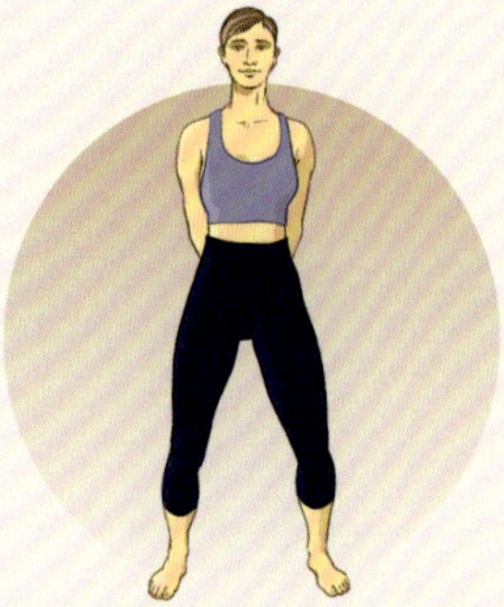

1. Sie starten mit leicht gebeugten hüftbreiten Beinen, Oberkörper aufrecht, Arme hinterm Körper verschränkt.

2. Gehen Sie dynamisch in eine O-Bein-Position und führen Sie fließend die Knie und Fußspitzen nach außen.

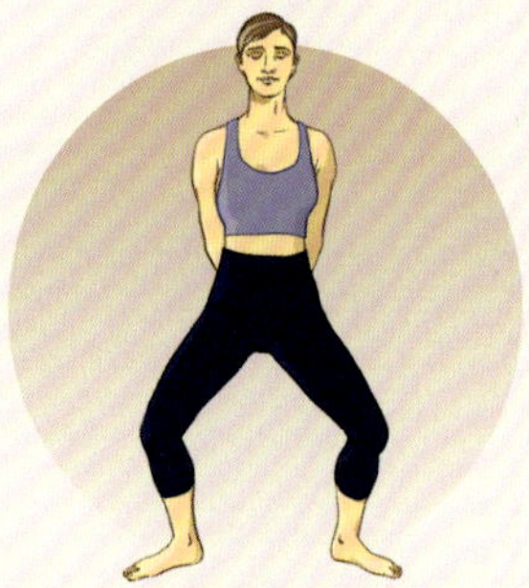

3. Sie gleiten nun mit Ihren Beinen in die X-Bein-Position, führen diesmal dazu die Knie und Fußspitzen zueinander nach innen.

4. Führen Sie die Bewegungen fließend im Wechsel durch bei ca. 1 Wiederholung in 2 Sekunden.

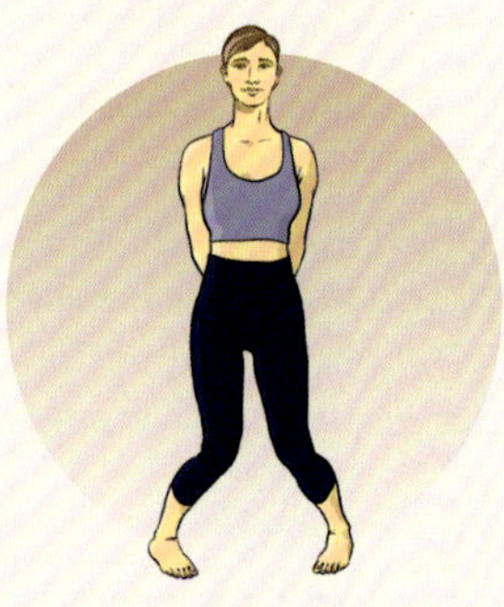

TIPP: Beherrschen Sie die Übung sicher und haben Sie Ihre Kniegelenke voll unter Kontrolle, dann können Sie die Übung auch dynamischer durch leichtes Hochspringen von der X-Bein- in die O-Bein-Position durchführen. Landen Sie danach immer weich und bei voller Kontrolle.

20 BEINHEBEN IM LANGSITZ

Diese Kraftausdauerübung ist eine sehr effektive Alternative zum Quadrizepstraining, die Bänder und Sehnen des Knies schont. Auch werden die Bauchmuskeln gekräftigt.

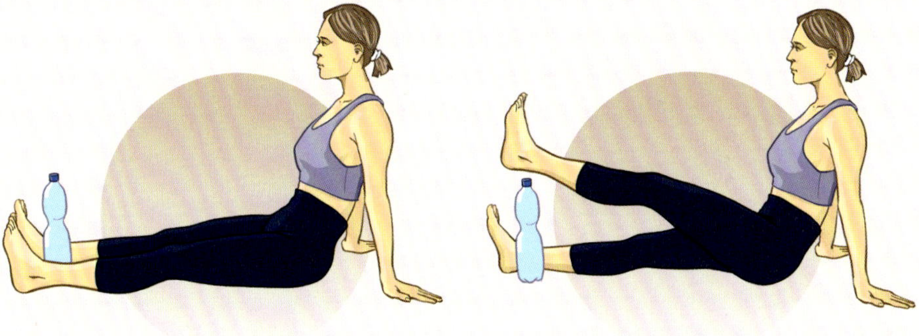

1. Sitzen Sie aufrecht im Langsitz, die Füße haben etwa 30 cm Abstand zueinander, zur Stabilisierung stützen Sie sich mit den Händen leicht ab.

2. Stellen Sie einen Gegenstand (z. B. eine Flasche) auf Höhe der Unterschenkel zwischen die Beine.

3. Spannen Sie aktiv beide Oberschenkel an und ziehen Sie die Fußspitzen heran.

4. Führen Sie nun das linke Bein kontrolliert über die Flasche hinweg und berühren Sie immer nur kurz mit der Ferse den Boden. Danach führen Sie die Übung mit dem anderen Bein aus.

TIPP: Je weiter Sie nach hinten gelehnt arbeiten, umso leichter wird die Übung.

21 ESELSTRITT UND ANFERSEN

Die Übung trainiert die Kraftausdauer in Beinen und Gesäß und fordert auch die Koordination heraus. Ideal auch als Aufwärmübung.

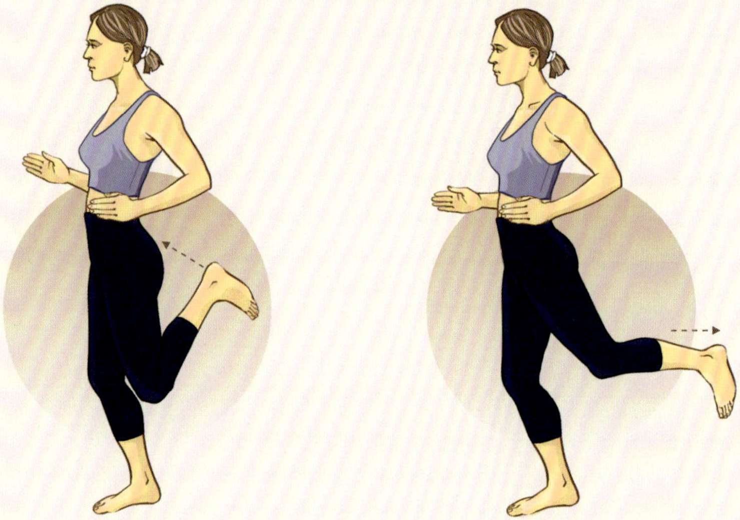

1. Beginnen Sie, leicht auf der Stelle zu laufen.

2. Dann integrieren Sie abwechselnd das Anfersen und den Eselstritt.

3. Anfersen: Sie führen die Fersen im Wechsel Richtung Gesäß.

4. Eselstritt: Sie kicken beim Laufen dynamisch mit den Fußsohlen nach hinten.

5. Bewegen Sie die Arme dynamisch mit.

TIPP: Sie können die Übung vereinfachen: Trainieren Sie Eselstritt und Anfersen zuerst separat. Sobald Sie geübt sind, verbinden Sie die Elemente und wagen sich an die Koordination.

22 KNIEHEBELAUF

Der Kniehebelauf ist eine sehr dynamische und intensive Übung, die die Herz-Kreislauf-Fitness verbessert und die Beinmuskeln stärkt. Sie eignet sich auch für Cardio-Trainingsprogramme.

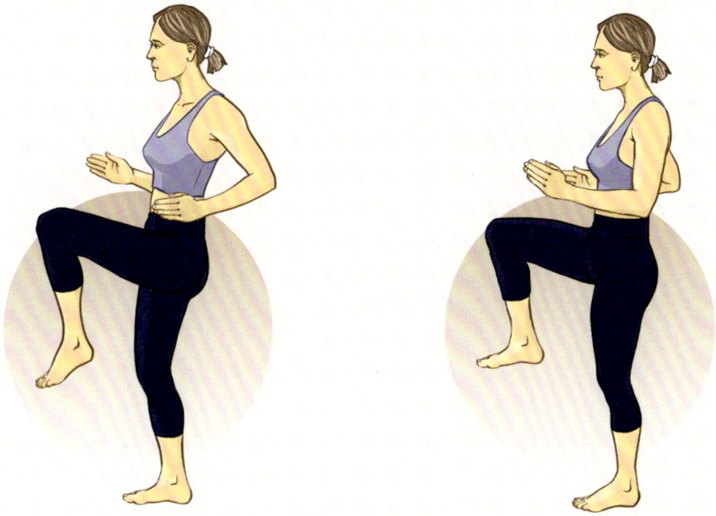

1. In aufrechter Position beginnen Sie, leicht auf der Stelle zu laufen.

2. Dann intensivieren Sie den Lauf: Ziehen Sie die Knie abwechselnd möglichst hoch, etwa 90-Grad-Winkel.

3. Führen Sie die Arme in einer koordinierten natürlichen Laufbewegung mit.

4. Bleiben Sie aufrecht und stabil im Rumpf, laufen Sie zügig.

TIPP: Landen Sie immer weich auf den Ballen, um dann sanft auf den ganzen Fuß zu kommen, und drücken Sie sich dann geschmeidig wieder in den nächsten Kniehub ab.

23 SEITSCHRITT MIT UND OHNE ÜBERKREUZEN

Diese Übung trainiert die Kraftausdauer von Beinen und Hüfte. Beim Überkreuzen wird zudem die Hüftbeweglichkeit gefördert und die Koordination des Kniegelenkes geschult.

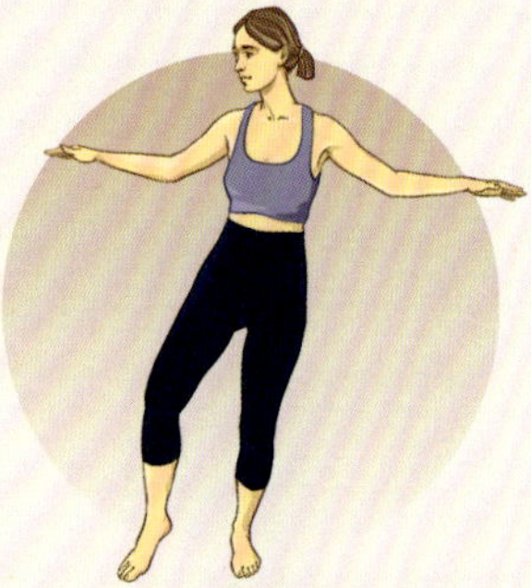

1. Seitschritte aus schulterbreitem Stand: Schritt nach rechts, linker Fuß tippt dicht am rechten Fuß kurz auf, dann ebenso zur anderen Seite.

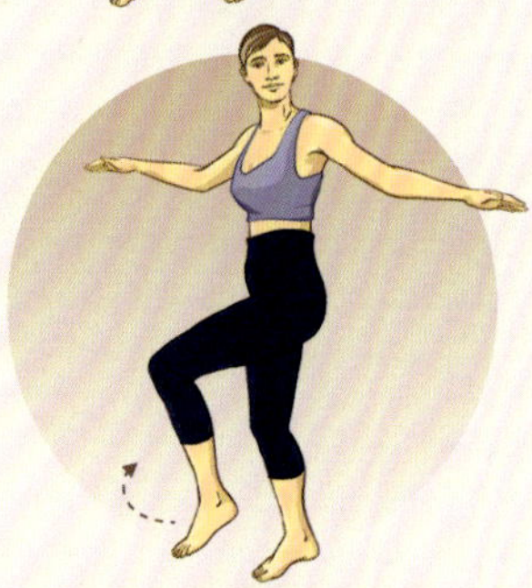

2. Übergang zum Überkreuzen: Schritte nach rechts und das linke Bein abwechselnd vor und hinter dem anderen Bein überkreuzen.

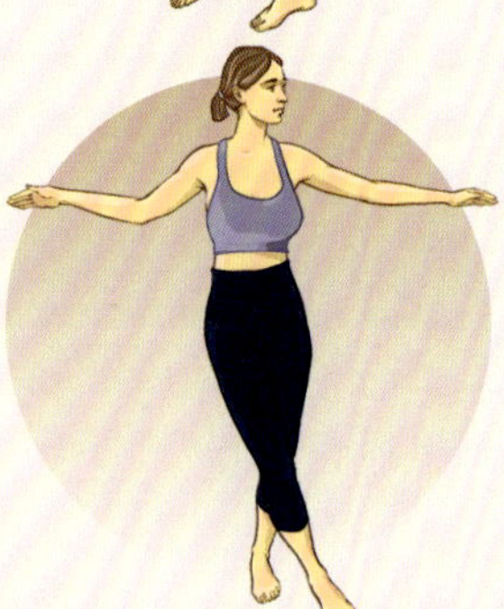

3. Nach ein paar Schritten Wechsel nach links.

24 BEINRÜCKSEITEN-DEHNUNG IM SITZEN

Diese Übung dehnt und mobilisiert die Beinrückseite, insbesondere auch die Bänder und Sehnen im Kniegelenkbereich.

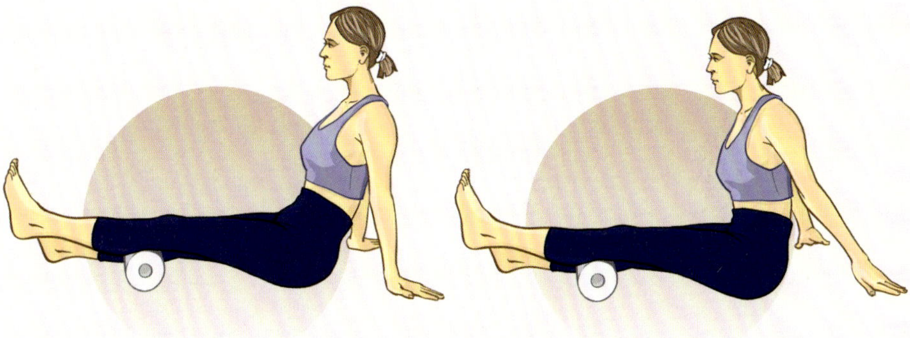

1. Im Langsitz legen Sie unter das linke Bein im Übergang vom Kniegelenk zum Unterschenkel eine Rolle (z. B. Faszienrolle oder gerolltes Handtuch).

2. Strecken Sie das Bein maximal durch und lassen Sie es in der Streckung schwer auf die Rolle sinken. Stützen Sie sich auf die Hände.

3. Für eine intensivere Dehnung bringen Sie langsam den Oberkörper etwas nach vorn, bis Sie den Zug deutlich spüren.

4. Danach führen Sie die Übung mit dem rechten Bein durch.

TIPP: Variieren Sie die Übung, indem Sie mal in der Dehnung verharren und mal dynamisch üben und in kleinen Bewegungen immer wieder in die Dehnung hineingehen. Und lassen Sie mal den Fuß locker und mal ziehen Sie ihn heran. Erspüren Sie die Unterschiede.

25 DEHNUNG KNIE – QUADRIZEPS

Diese Übung dehnt den Quadrizeps, macht Muskulatur und Faszien wieder elastisch, entlastet so auch das Kniegelenk und kann Knieschmerzen mildern.

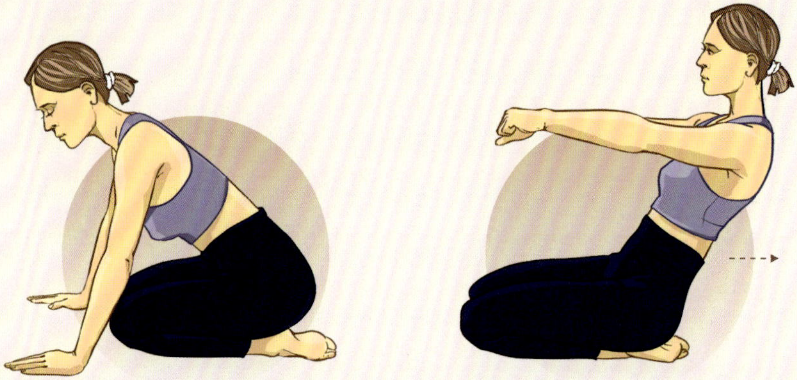

1. Knien Sie sich hin und setzen Sie sich langsam auf die Fersen.

2. Lehnen Sie sich langsam mit dem Oberkörper zurück, bis Sie eine Dehnung in der Oberschenkelvorderseite spüren.

TIPP: Wenn Sie bereits beim Absenken zu den Fersen starken Zug in den Knien spüren, dann starten Sie Ihr Training aus dieser Grenze und versuchen, das Gesäß mit jeder Trainingseinheit ein Stückchen weiter nach hinten abzusenken.

Sie können die Beine auch auf dem Rücken liegend maximal beugen und den Unterschenkel gegen den Körper ziehen. Ein Tennisball oder ein gefaltetes Handtuch in der Kniekehle verstärkt die Mobilisation des Kniegelenkes.

26 DEHNUNG RÜCKSEITE KNIEGELENK

Diese Übung dehnt die Muskeln und Strukturen des hinteren Kniegelenks und leicht die Oberschenkelrückseite.

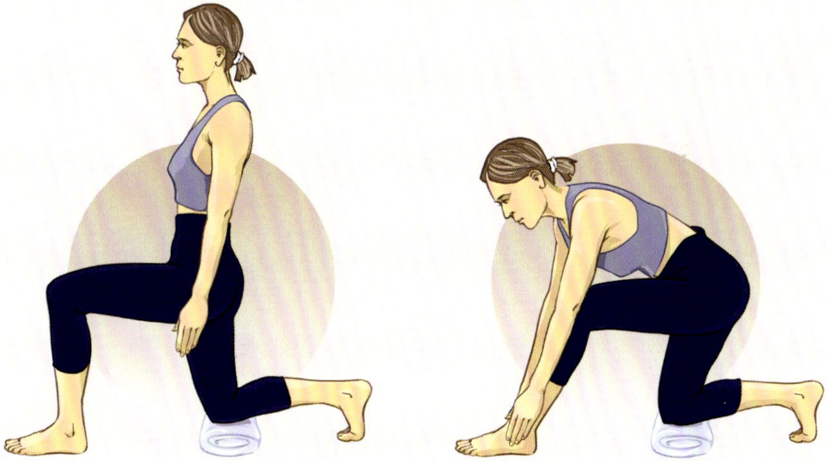

1. Ausgangsposition ist der Einbeinkniestand, beide Kniegelenke ungefähr im 90-Grad-Winkel, Oberkörper aufrecht. Legen Sie gerne ein Kissen oder ein Handtuch unter das Knie, auf dem das Gewicht liegt.

2. Strecken Sie nun langsam das vordere Bein, indem Sie das Gesäß nach hinten Richtung Ferse und den geraden Oberkörper nach vorne absenken. Stützen Sie sich dabei mit den Händen ggf. am Boden ab.

3. Sobald Sie die Dehnung im hinteren Kniegelenk spüren, halten Sie diese und wechseln danach die Seite.

TIPP: Dehnen Sie auch mal dynamisch und gehen Sie in ganz kleinen und sehr kontrollierten Bewegungen immer sanft in den Dehnzug hinein. Variieren Sie und lassen Sie die Fußsohle des gedehnten Beines mal am Boden und mal ziehen Sie die Fußspitze heran und stehen auf der Ferse.

27 DEHNUNG ADDUKTOREN

Diese Übung dehnt die Beininnenseiten (Adduktoren) und wirkt positiv auf die Hüftbeweglichkeit.

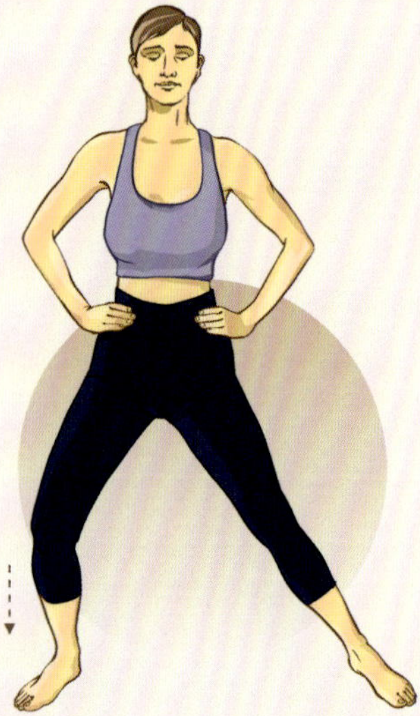

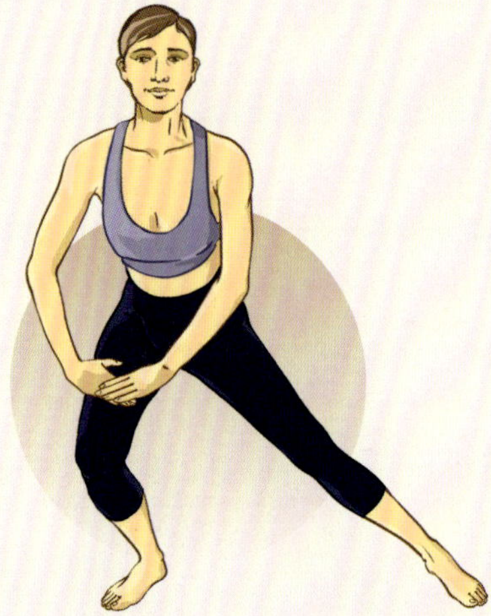

1. Machen Sie aus dem aufrechten Stand einen großen Ausfallschritt zur Seite, wobei das linke Bein durchgestreckt bleibt.

2. Beugen Sie das rechte Knie und senken Sie das Gesäß nach unten, bis Sie eine Dehnung in den linken Adduktoren bis in die Hüfte spüren.

3. Verweilen Sie in der Position und drücken Sie sich dann mit dem rechten Fuß wieder nach oben.

4. Wechseln Sie dann die Seite und bringen Sie das andere Bein in die Dehnung.

Tipp: Achten Sie darauf, dass das Knie in der tiefen Position nicht über die Zehenspitzen ragt. Es sollte auch nicht in die X-Bein-Position nach innen abweichen. Variieren Sie, indem Sie bei der Übung mit dem gestreckten Bein mal auf der ganzen Fußsohle und mal auf der Ferse stehen.

28 KNIEDEHNUNG INNENSEITE

Diese Übung soll hier insbesondere den inneren Kniebereich dehnen. Ebenfalls angesprochen werden Adduktoren und Hüftmobilität.

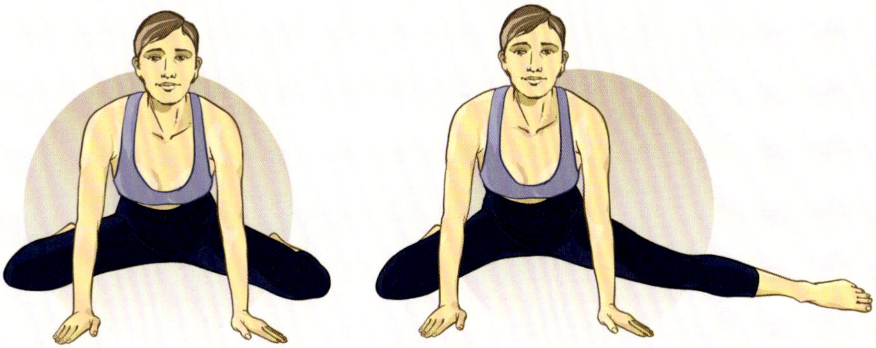

1. Knien Sie sich auf den Boden und schieben Sie Ihre Knie so weit wie möglich auseinander.

2. Führen Sie nun ein Bein lang gestreckt zur Seite weg, bis Sie die Dehnung im inneren Bereich des Knies wahrnehmen. Versuchen Sie, Ihr Bein so lang wie möglich zu machen und zu strecken. Der Fuß liegt in der Endposition auf der Innenkante.

3. Wechseln Sie dann die Seite und bringen Sie das andere Bein in die Dehnung.

29 FUSSTIPPEN

Diese Koordinationsübung wirkt sich positiv auf das gesamte Kniegelenk aus. Sie stabilisiert Muskeln, Sehnen und Bänder, mobilisiert das Knie und schult zugleich die Balance.

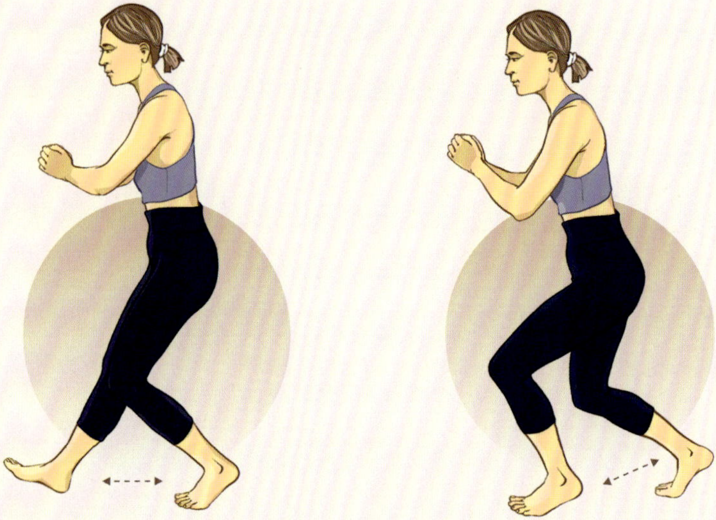

1. Verlagern Sie Ihr Gewicht auf Ballen und Zehen des linken Fußes und halten Sie das Bein leicht gebeugt. Das linke Kniegelenk muss immer nach vorne zeigen und sollte nie nach innen (X-Bein-Position) abweichen.

2. Lösen Sie den rechten Fuß vom Boden und tippen Sie abwechselnd vorne mit der Ferse und hinten mit den Zehen auf den Boden sowie auch nach außen zur Seite und nach innen, wobei Sie das Standbein im Wechsel vorne und hinten kreuzen. Tippen Sie immer nur ganz leicht und kurz den Boden.

3. Halten Sie den Oberkörper durchgängig fest und stabil.

4. Wechseln Sie dann die Seite.

TIPP: Wenn Sie anfangs die Balance nicht halten können, stützen Sie sich an einer Stuhllehne leicht ab. Sobald Sie sicherer sind, arbeiten Sie frei.

30 FUSSGLEITEN

Diese Koordinationsübung wirkt sich positiv auf das gesamte Kniegelenk aus. Sie stabilisiert Muskeln, Sehnen und Bänder, mobilisiert das Knie und schult zugleich die Balance.

1. Verlagern Sie Ihr Gewicht auf den linken Fuß und halten Sie das Bein leicht gebeugt. Das Kniegelenk sollte nie nach innen in die X-Bein-Position (Valguskollaps) abweichen.

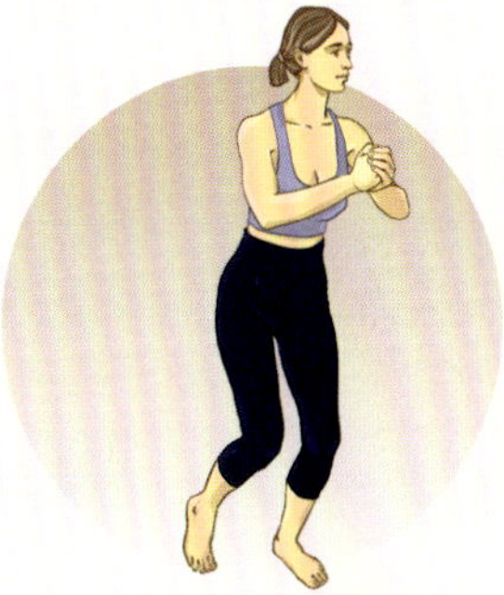

2. Gleiten Sie nun mit dem gestreckten rechten Bein in möglichst großem Bogen um das Standbein herum, von hinten über die Seite bis vorne. Überkreuzen Sie dabei hinten und vorne das Standbein, wenn Sie können.

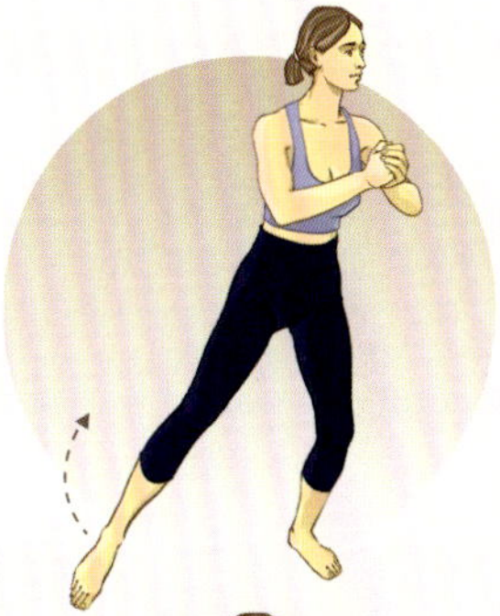

3. Halten Sie den Oberkörper durchgängig fest und stabil.

4. Wechseln Sie dann die Seite.

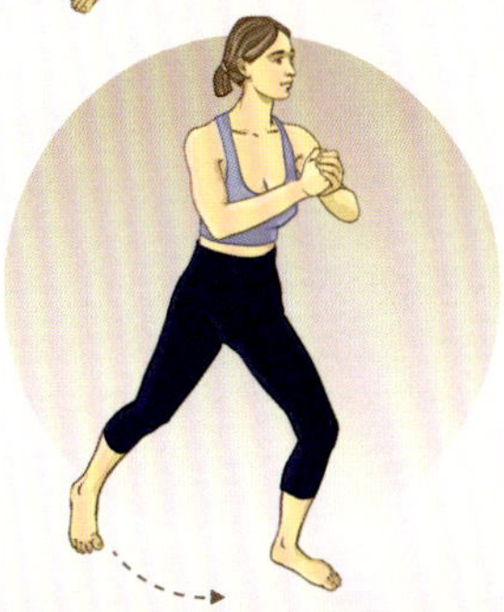

Sachregister

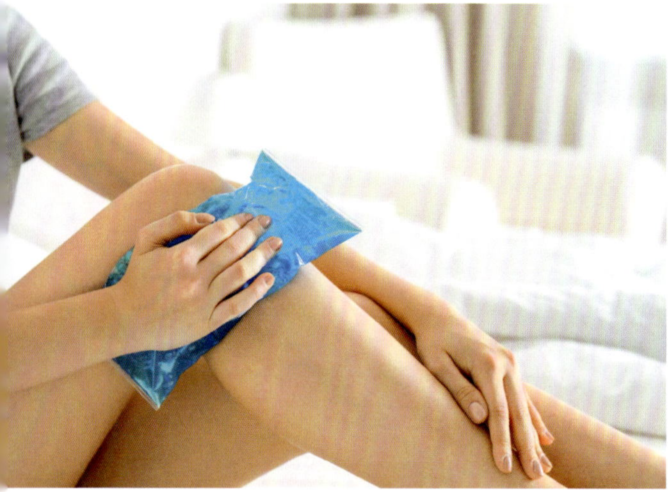

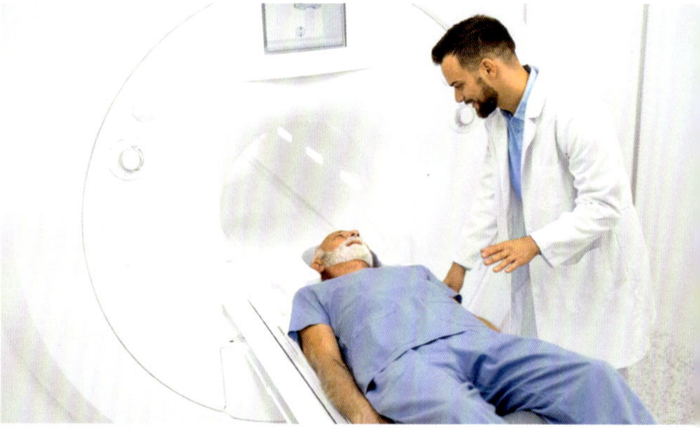

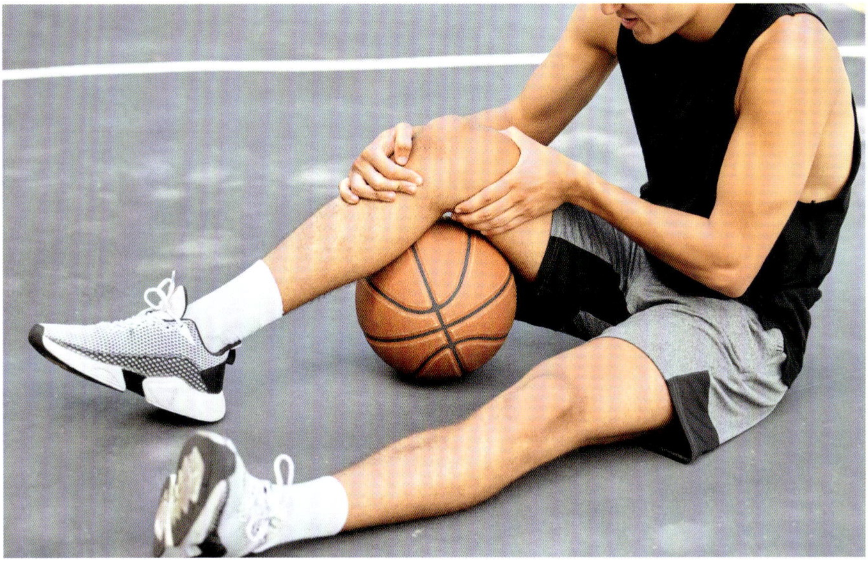

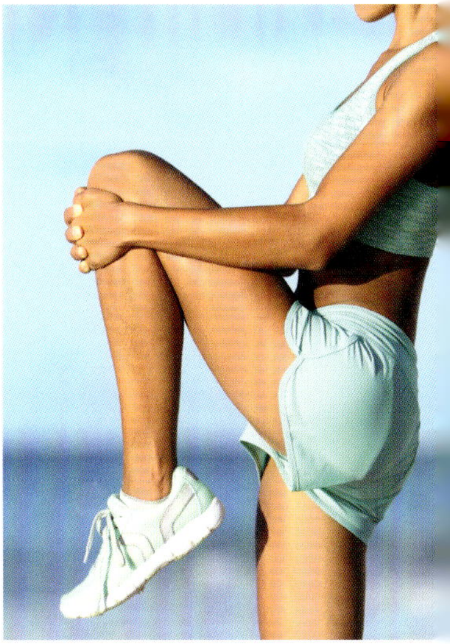

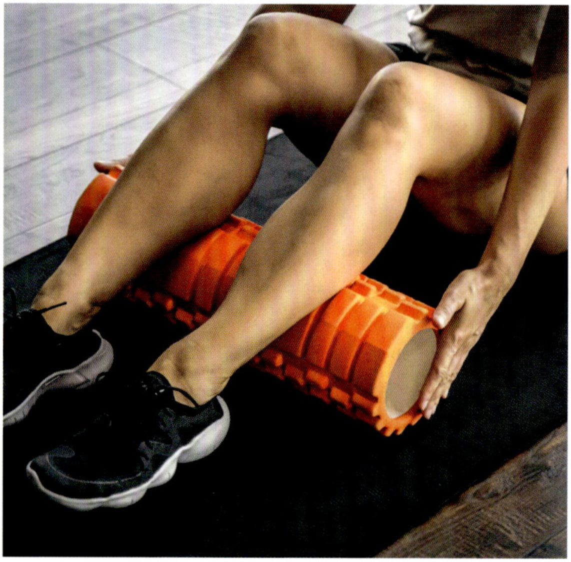

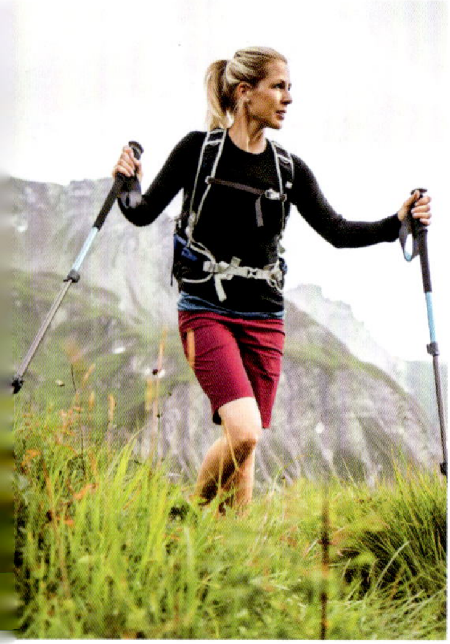

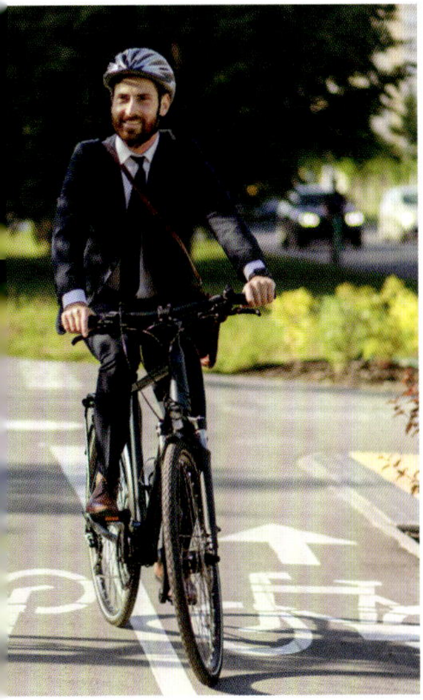

T

U

V/W

X/Y

S

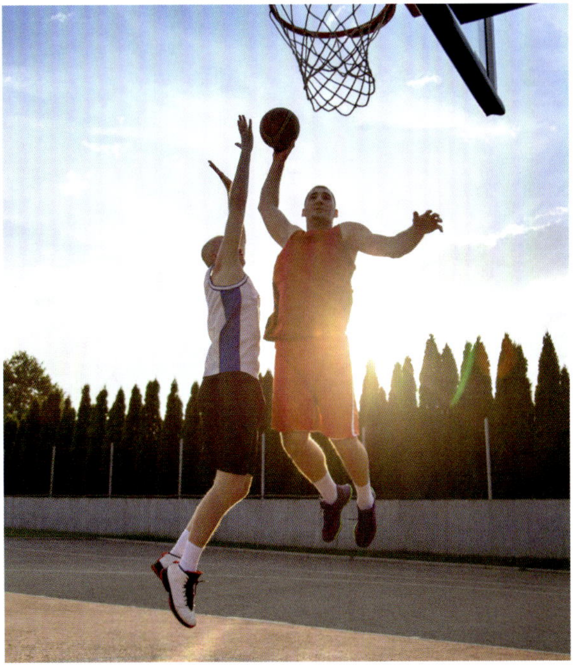

Übungen von A bis Z

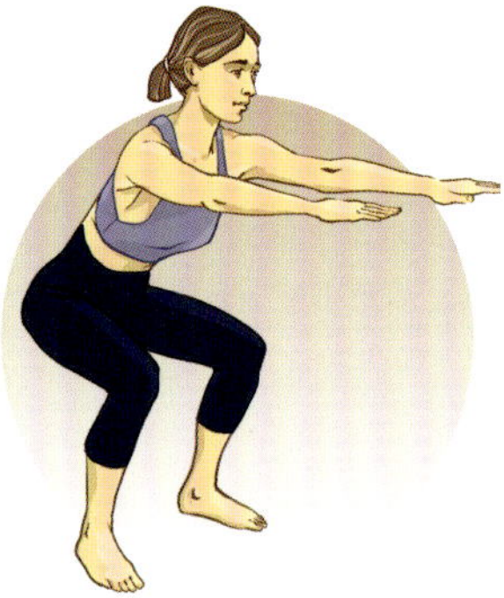

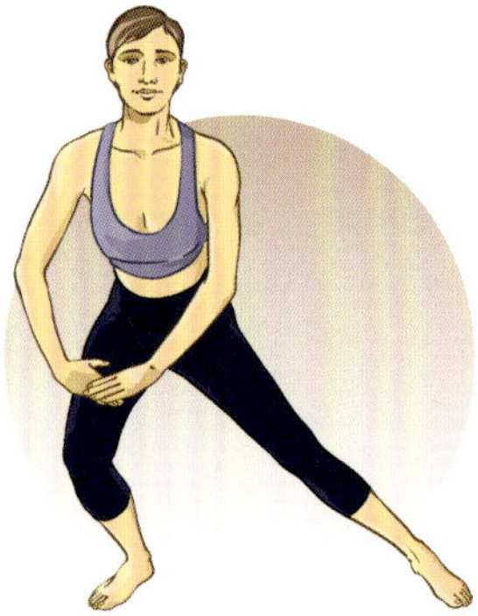

Übungen nach Programmkategorie

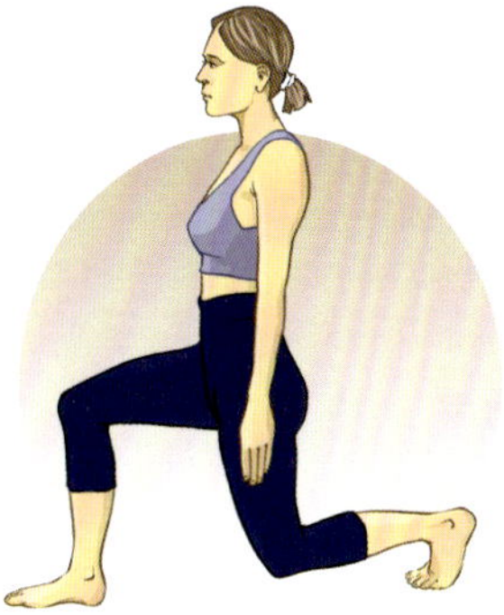

Mobilisation

Kräftigung

Kraftausdauer

Mobilisation und Dehnung

Koordination

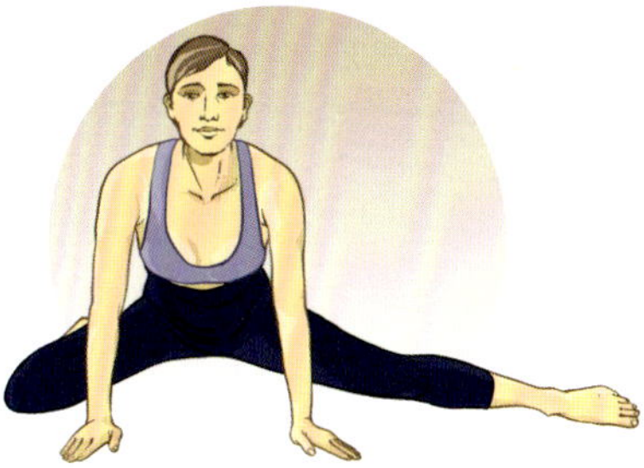

Die Übungen in diesem Buch sind eine Art Minimaltherapie. Wollen Sie langfristig eine Besserung erreichen, erfordert das regelmäßiges Training. Mehr Training schadet in den seltensten Fällen. Sie können Übungen mit den gleichen Zielen ruhig austauschen oder andere dazunehmen. Probieren Sie es einfach aus. Wenn Sie das Gefühl haben, eine Übung hilft, dann behalten Sie sie als Ergänzung in Ihrem Programm.

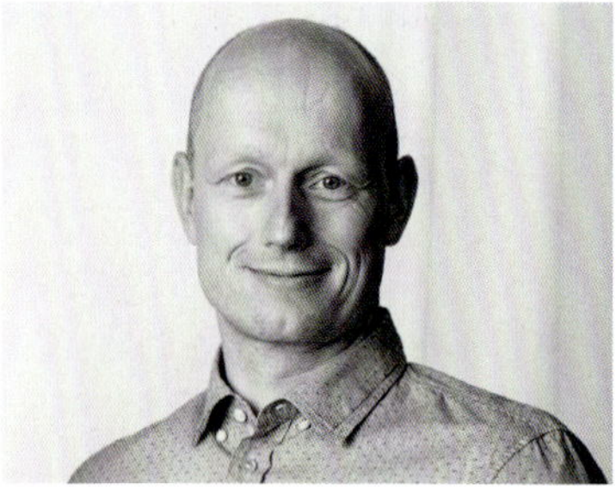

ZUM AUTOR

Dr. Helge Riepenhof ist Facharzt für Rehabilitationsmedizin, Orthopädie und Unfallchirurgie sowie Sportmediziner und Chefarzt im BG Klinikum Hamburg. Er betreute Profisportler bei drei Olympischen Spielen, diversen Weltmeisterschaften und Fußballmannschaften in der Champions League, wie den AS Rom oder RB Leipzig. Seine medizinischen Schwerpunkte sind neben der Rehabilitation von Verletzungen und Überlastungsschäden insbesondere die Prävention und Behandlung von Kniegelenksbeschwerden. Hierzu lehrt er auch an den Universitäten in Lübeck und Osnabrück und entwickelt Programme für verschiedene Berufsgenossenschaften.

Weitere Bücher des Autors (mit Holger Stromberg):

- → Gemeinsam für ein starkes Herz
- → Gemeinsam gegen Osteoporose
- → Stark gegen Schmerzen

IMPRESSUM

Hinter jedem tollen Buch steckt ein starkes Team

Projektleitung: *Nadine Widl*
Texte: *Franziska Pfeiffer, Lisa Duhme (Übungen)*
Lektorat: *Nadine Widl*
Covergestaltung: *ZERO Werbeagentur, München*
Umschlaggestaltung und Satz: *Dorothee Griesbeck*
Illustrationen: *Jan Russok (Übungen)*
Weitere Illustrationen und Fotos: *Shutterstock*
Herstellung: *Frank Jansen*
Producing: *Jan Russok*
Druck & Bindung: *optimal media GmbH, Röbel*

Alle Rechte vorbehalten. All rights reserved.
Das Werk darf – auch teilweise – nur mit Genehmigung des Verlags wiedergegeben werden.

3. Auflage 2024
© 2024 Edel Verlagsgruppe GmbH
Kaiserstraße 14 b
D-80801 München
ISBN: 978-3-96584-390-5

HINWEIS

Die Ratschläge in diesem Buch wurden mit größter Sorgfal von Autor und Verlag erarbeitet und geprüft. Eine Garantie kann jedoch nicht übernommen werden. Ebenso ist eine Haftung des Autors bzw. des Verlags und seiner Beauftragten für Personen-, Sach- oder Vermögensschäden ausgeschlossen. Erkrankungen mit ernstem Hintergrund gehörer in ärztliche Behandlung! Bei bereits bestehenden Beschwe den kann das Buch daher keinen fachärztlichen Rat ersetz

LIEBE LESERINNEN, LIEBE LESER,

wie schön, dass Sie ein Buch von ZS in den Händen halten. „Jetzt leben!“ ist das Motto unseres Verlages. Es steht für Genuss und Inspiration, Unterstützung und Motivation. Ob Kulinarik oder Fitness, Gesundheit oder Lebenshilfe – seit über 30 Jahren bieten wir kompetente Ratgeber für (fast) alle Lebenslagen. Wir lieben Tradition genauso wie Innovation – sie treiben uns an. Unsere Autorinnen und Autoren sind Menschen, die zu ihrem Thema wirklich etwas zu sagen und zu schreiben haben. Unsere Produkte sind erzählerisch, appetitmachend und als gedruckte Bücher haptisch echte Erlebnisse. Für Sie mit ganz viel Liebe gemacht! Entdecken Sie mehr aus unserer wunderbaren Welt!

UNSER VERLAGSHAUS

Mit Standorten in Hamburg und München zählt die Edel Verlagsgruppe zu den größten unabhängigen Buchanbietern Deutschlands. Zur Gruppe gehören die Verlage Dr. Oetker Verlag, Edel Sports, KARIBU und ZS.

ZS - Ein Verlag der Edel Verlagsgruppe
www.zsverlag.de
www.facebook.com/zsverlag
www.instagram.com/zsverlag

FÜR DIE UMWELT

ZS unterstützt bei der Produktion dieses Buches das Projekt „Junge Riesen für die nächsten 100 Jahre“ im Naturpark Nossentiner/Schwinzer Heide. Damit wird ein Anteil der unvermeidbaren CO_2-Emissionen im direkten Umfeld des Produktionsstandortes kompensiert.

PARTNER
Naturpark Nossentiner / Schwinzer Heide
www.optimal-media.com/naturschutzprojekt-001

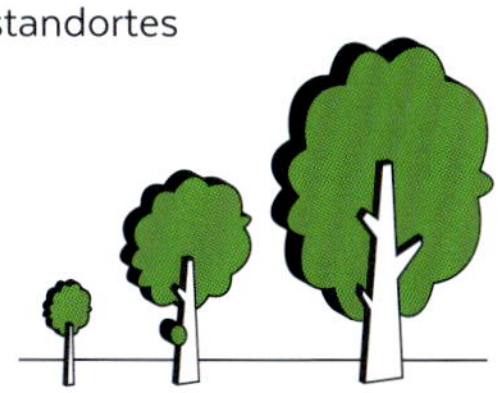

NEWSLETTER

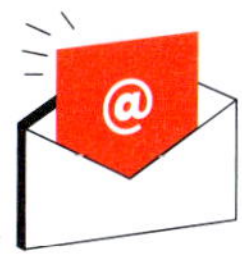

Was koche ich heute Feines? Und wie geht das – schmackhaft und gesund?

Melden Sie sich jetzt zum ZS-Genuss-Service an und verpassen Sie keine kulinarischen und gesundheitlichen Trends mehr.
Wir informieren Sie regelmäßig über unsere Neuerscheinungen, Aktionen oder Gewinnspiele und verraten Ihnen unsere Lieblingsrezepte!

GEWINNEN

Unter allen Neuabonnierenden verlosen wir jeden Monat eine *ZS-Genuss-Box* im Wert von 75,00 €.

Jetzt anmelden unter:
www.zsverlag.de/newsletter

oder den QR Code scannen:

ANMELDEN!

Gib dem Handynacken keine Chance!

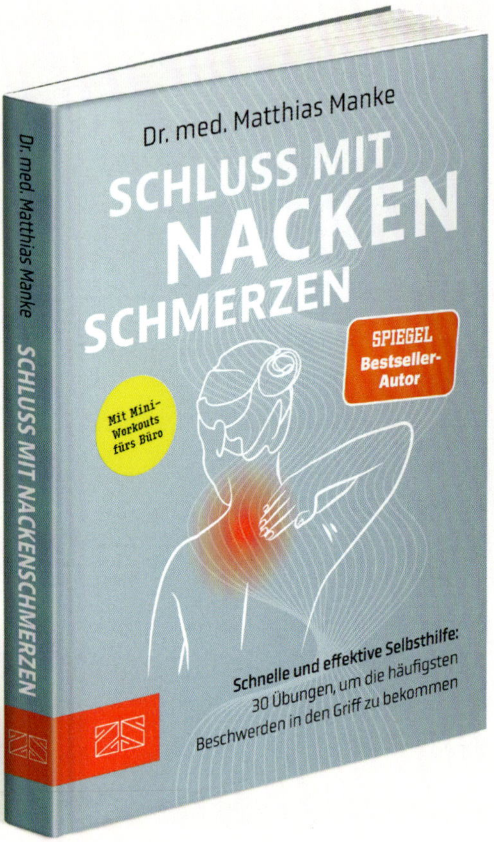

Matthias Manke
Schluss mit Nackenschmerzen

ISBN 978-3-96584-395-0

Die besten Tipps vom Revierdoc

Jetzt überall, wo es gute Bücher gibt.